健康ライブラリー　イラスト版

口・のどのがん

舌がん、咽頭がん、喉頭がんの治し方

がん研有明病院頭頸科部長
三谷浩樹 監修

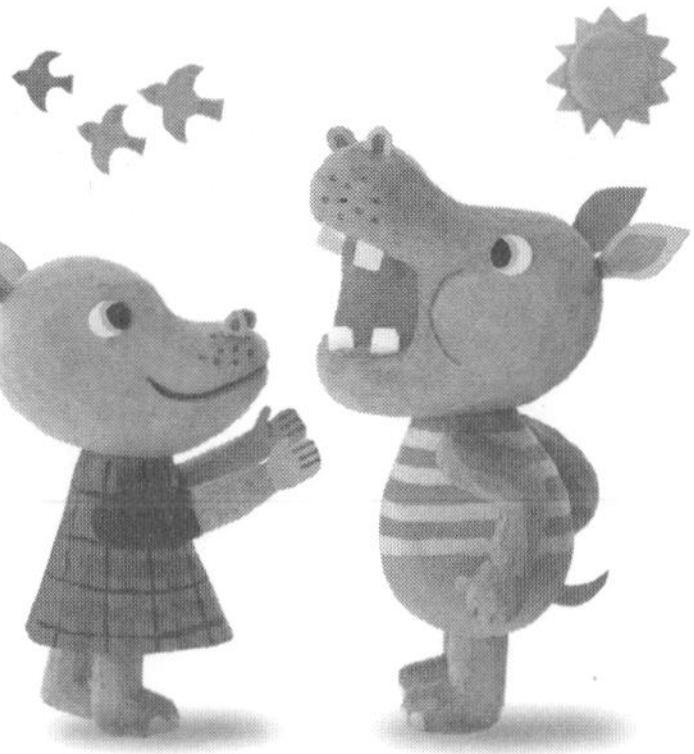

講談社

JN050656

はじめに

みなさんは毎日、食べ物を食べたり飲み物を飲んだり、だれかと話をしたりするでしょう。食事や会話には、口にある舌や唇、のどにある咽頭《いんとう》、喉頭《こうとう》などを使います。近くにはにおいを感じる鼻や、音を感じる耳など、多くの器官が集まっています。

口やのどにがんができても、がんだと気づくのが遅くなりがちです。部位によっては症状が現れにくく、症状が現れても口内炎やかぜに似ているためです。

口とのどのがんでは、がんのできた部位や種類、進み具合で治療法が変わります。手術のほか、放射線や抗がん剤を使った治療も効果を発揮します。しかし、がんが大きくなると治療の後遺症や副作用によって生活が変化することは避けられません。患者さんの体の状態や生活のしかた、環境などによって、治療方針が一人ひとり異なります。

私の所属するがん研有明病院頭頸科《とうけいか》では、手術をする医師だけでなく、画像診断や放射線、抗がん剤を専門とする医師も、治療方針を検討する段階から協力し合って治療に当たります。治療後も、看護師や管理栄養士、言語聴覚士などが、障害に合わせてリハビリを進め、日常生活への復帰を支援します。

近年は内視鏡や放射線装置など、医療機器の発達によって治療法が進歩し、治療後の障害が軽減されています。再建技術も向上して、大きな切除手術が必要になった場合でも、術後の生活がしやすくなりました。再発をきたしたケースでもさまざまな治療法があり、以前より将来の経過（予後《よご》）も改善しています。

患者さんも自分のがんを正しく知り、治療後の生活をイメージすると、安心して治療に臨めるでしょう。読者のみなさまにとって、本書が一助になれば幸いです。

がん研有明病院頭頸科部長
三谷 浩樹

口・のどのがん
——舌がん、咽頭がん、喉頭がんの治し方

もくじ

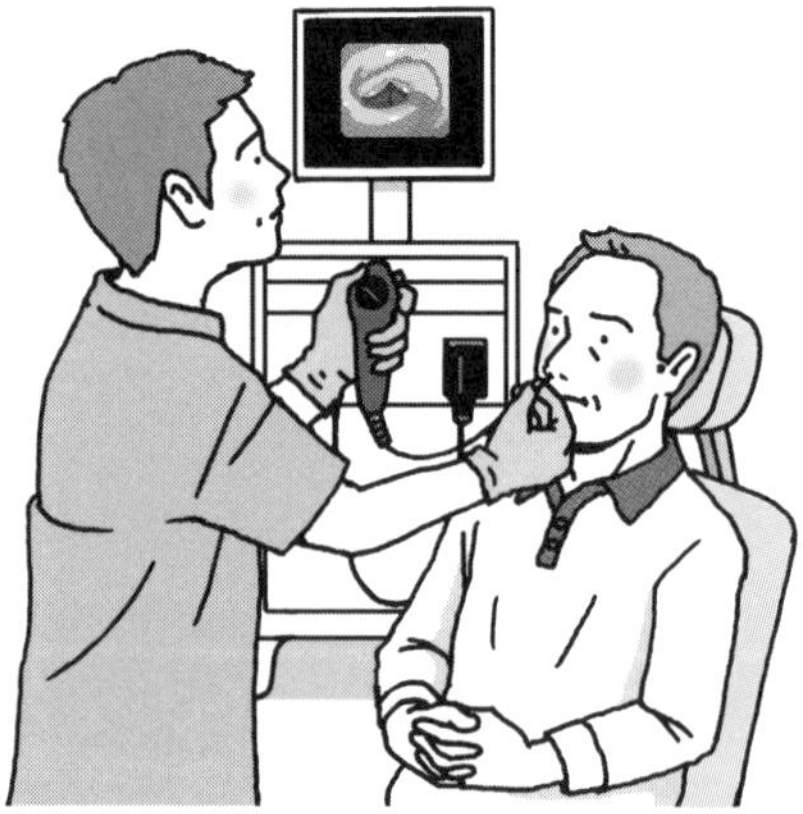

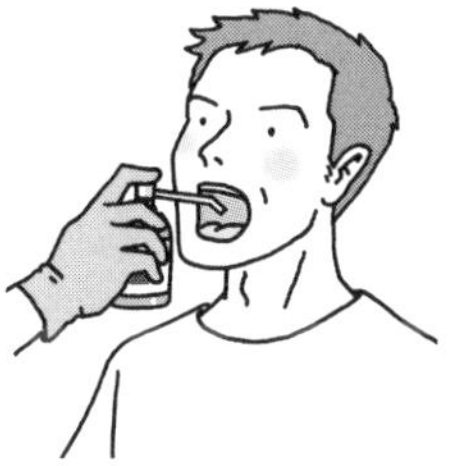

第2章　くわしい検査で治療法を選ぶ　

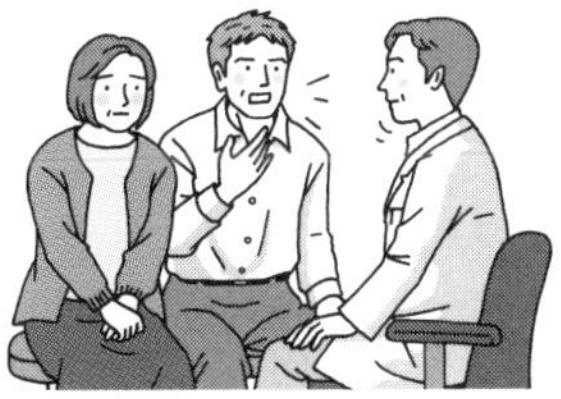

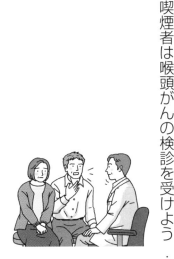

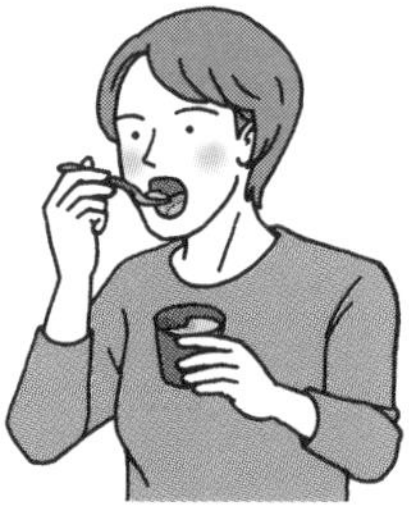

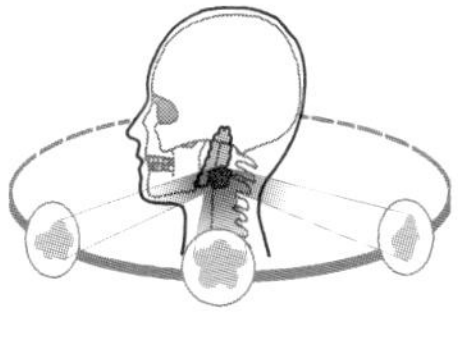

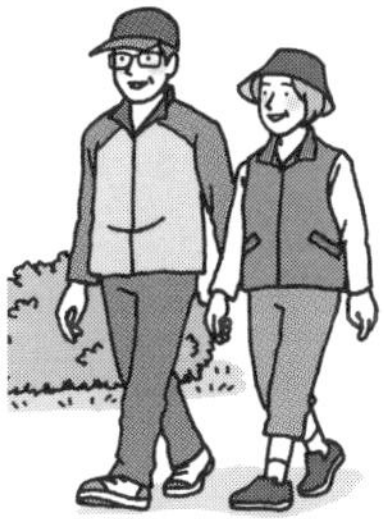

こんな症状ありませんか?

がんに早く気づくチェックポイント

口やのどに痛みやしこりがあっても、かぜや口内炎だと思って放置していませんか？ いつまでも治らないものはがんかもしれません。自分の症状をチェックしてみましょう。

□ 舌の側面や裏に硬いしこりや腫《は》れがある

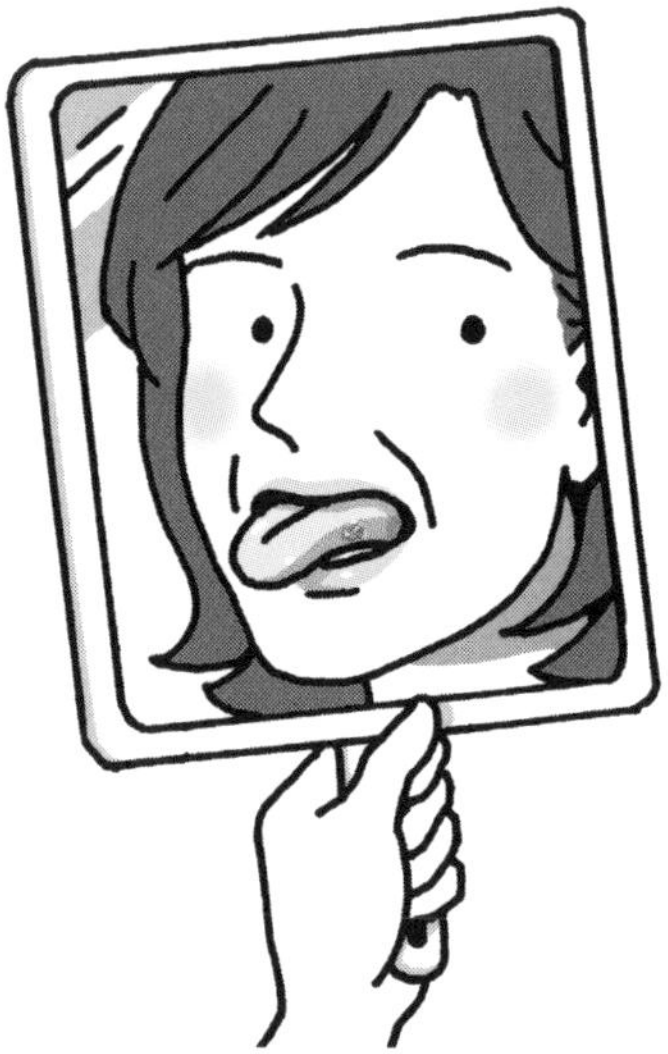

舌がんは舌の左右の側面にできやすい。舌の真ん中にできた口内炎やただれは、がんである可能性が低い

□ 口の粘膜の赤みが強くただれている

□ 舌や口の中の粘膜が白くザラザラしている、えぐれている

□ 口内炎が2週間以上治らない

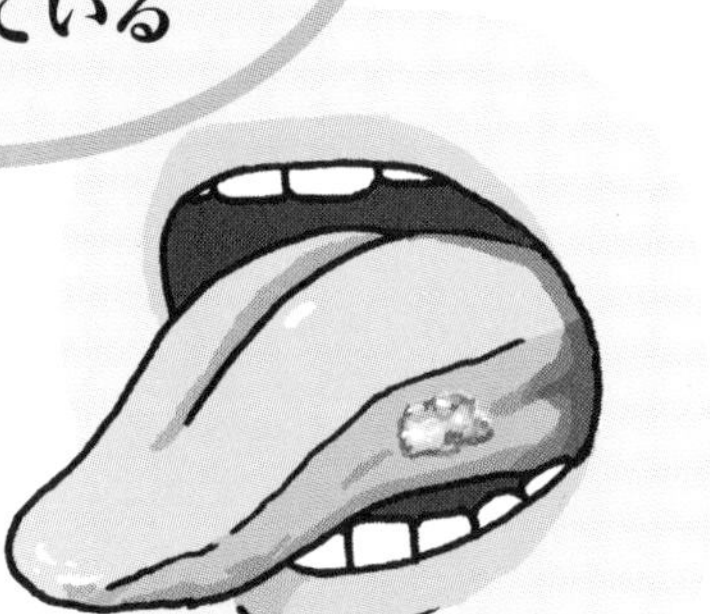

舌や粘膜の色が赤や白に変わり、左右差がある。触るとザラザラする。えぐれるまでは痛みはあまりない

□ 声がかれる、かすれる

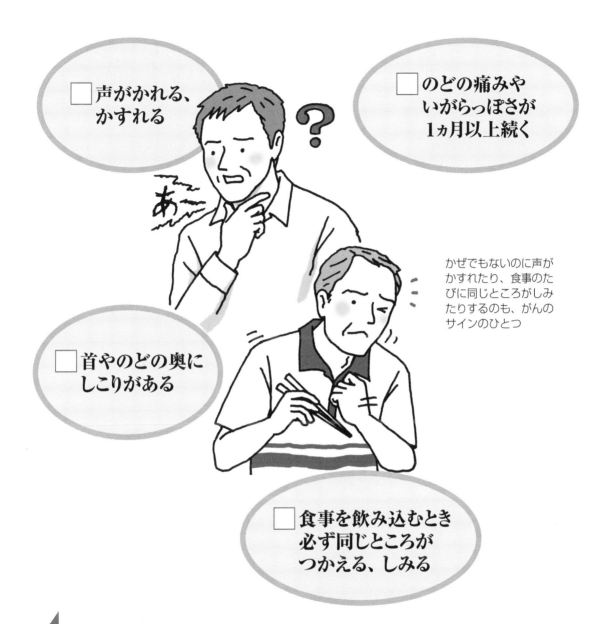

□ のどの痛みやいがらっぽさが1ヵ月以上続く

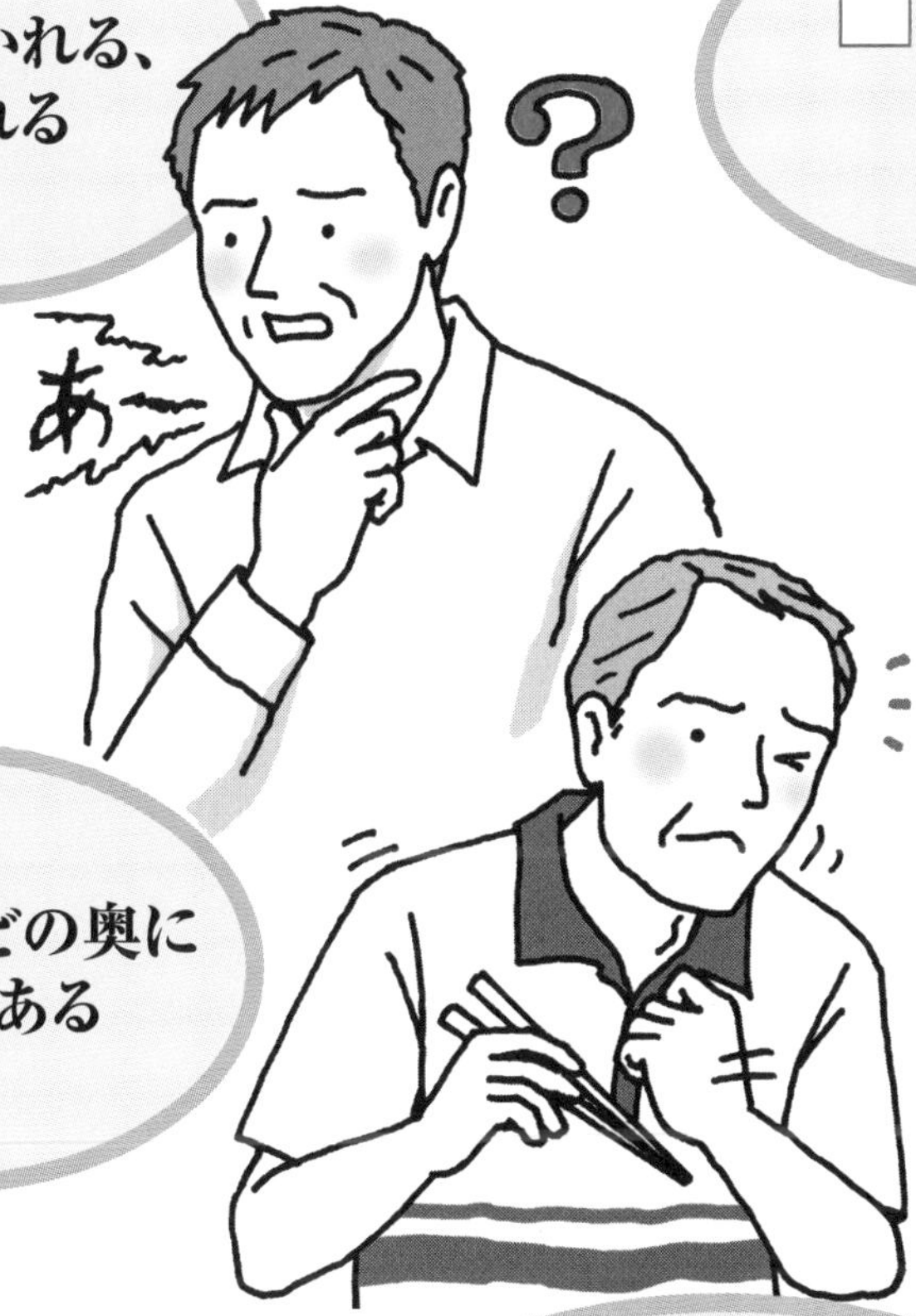

かぜでもないのに声がかすれたり、食事のたびに同じところがしみたりするのも、がんのサインのひとつ

□ 首やのどの奥にしこりがある

□ 食事を飲み込むとき必ず同じところがつかえる、しみる

当てはまる症状がある人は次へ

口の症状が2週間以上、のどの症状が1ヵ月以上続く場合は、がんの可能性があります。一度受診して確認する必要があります。

6～7ページの症状に当てはまったら……

耳鼻咽喉科へ

口やのどの異常があると、様子を見たり内科などを受診したりするかもしれません。なかなか治らない場合は、耳鼻咽喉科でくわしく調べましょう。

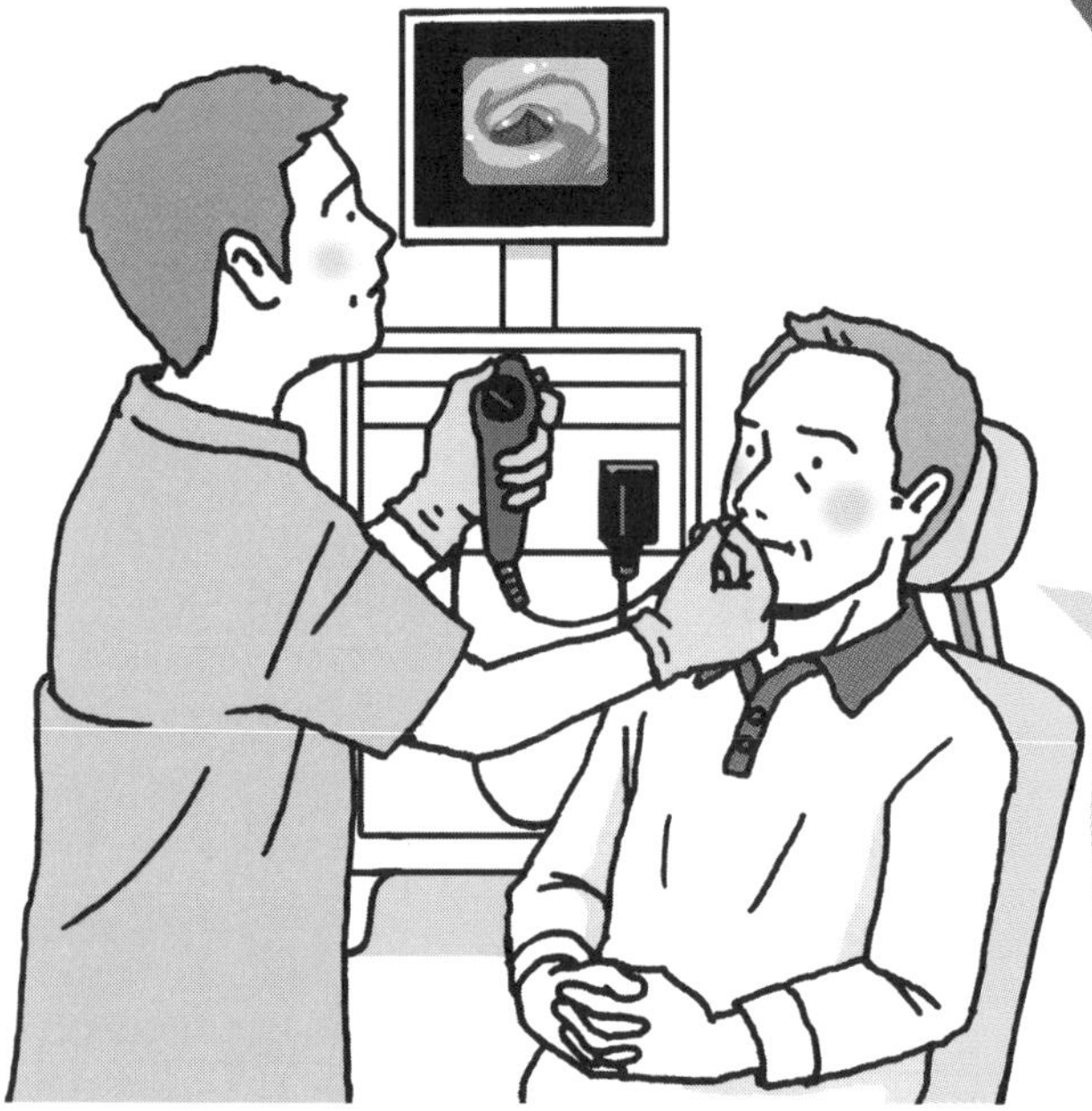

内視鏡は3～4mmの細さ。麻酔薬を鼻にスプレーしたりゼリーを塗ったりする程度で受けられる

内視鏡で口やのどを調べる

自宅近くの耳鼻咽喉科クリニックなどを受診しましょう。診察では、細い内視鏡（ファイバースコープ）を鼻から入れて、口の奥やのどをカメラでくわしく見ます。症状の原因となる炎症やしこりなどを探します。

がんが疑われたら……

多くの場合、炎症など薬で治る病気が原因です。しかし、しこりの形などから、がんが疑われることもあります。

大きな医療機関の耳鼻咽喉科・頭《とう》頸《けい》部《ぶ》外科へ

がんかどうかは、がんの診断と治療ができる医療機関で、くわしい検査を受ける必要があります。大学病院や地域の基幹病院、がん専門病院の、耳鼻咽喉科や頭頸部外科を受診します。頭頸部外科は耳鼻咽喉科の手術を専門にする診療科で、主にがんを治療します。

第1章

口やのどのがんを疑ったら

口やのどのがんは、症状が口内炎やかぜに似ているため、
様子を見るうちに進行してしまうことが少なくありません。
初めのうちは症状が現れにくい部位もあります。
治りにくい症状があったら放置せずに、受診しましょう。

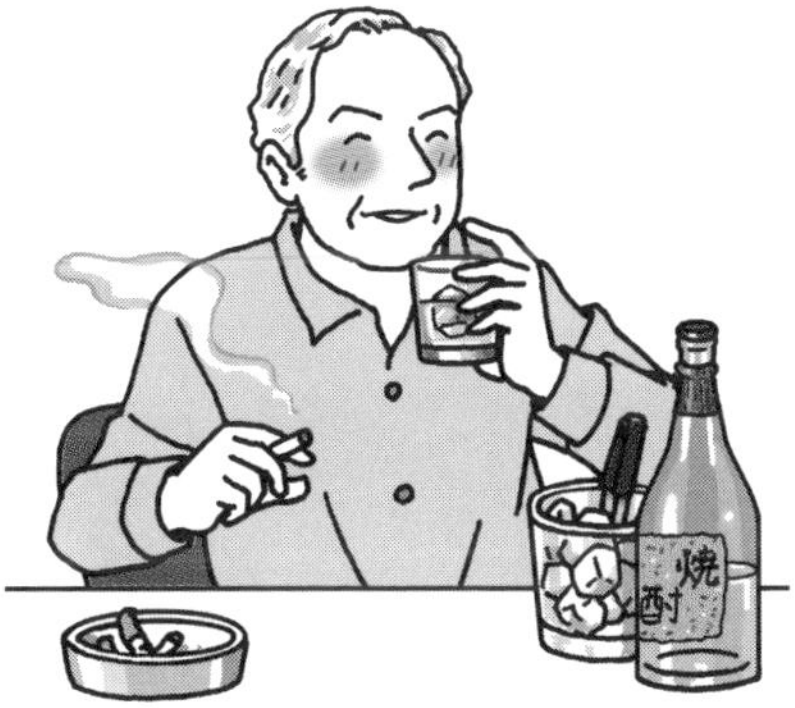

口のがんとは

舌がんが多く、側面や裏側から発生する

口の中は、鏡を使えば自分で見ることができます。気になる症状や異変があるときは、自分の目で見て状態を確認し、放置しないで早めに受診します。

がんのできやすい部位

口腔《こうくう》とは、鏡で口の中を見たとき、肉眼で確認できる範囲のこと。口腔のどこかにできるがんが「口腔がん」で、さらにいくつかの部位に分けられます。

半数以上は舌

口腔がんの半数以上は舌にできる「舌がん」で、年間の患者数は約4200人です。舌がんのほとんどは舌の側面や裏側から発生し、舌の真ん中にはほとんど発生しません。

歯肉・口腔底・頬粘膜にもできる

舌がん以外では、歯肉（歯ぐき）、口腔底、頬粘膜にもがんができます。歯肉がんは上より下に多く発生します。口腔底がんは下あごの歯肉と舌に囲まれた部分に発生し、頬粘膜がんは左右のほおの内側に発生します。

▼口の構造

口は下図のように、口唇《こうしん》や歯肉（歯ぐき）、舌、頬粘膜《きょうねんまく》、硬口《こうこう》蓋《がい》、口腔底《こうくうてい》などからなります。口腔は消化管や呼吸器の出入り口であり、発声・発音にもかかわる重要な部位です。

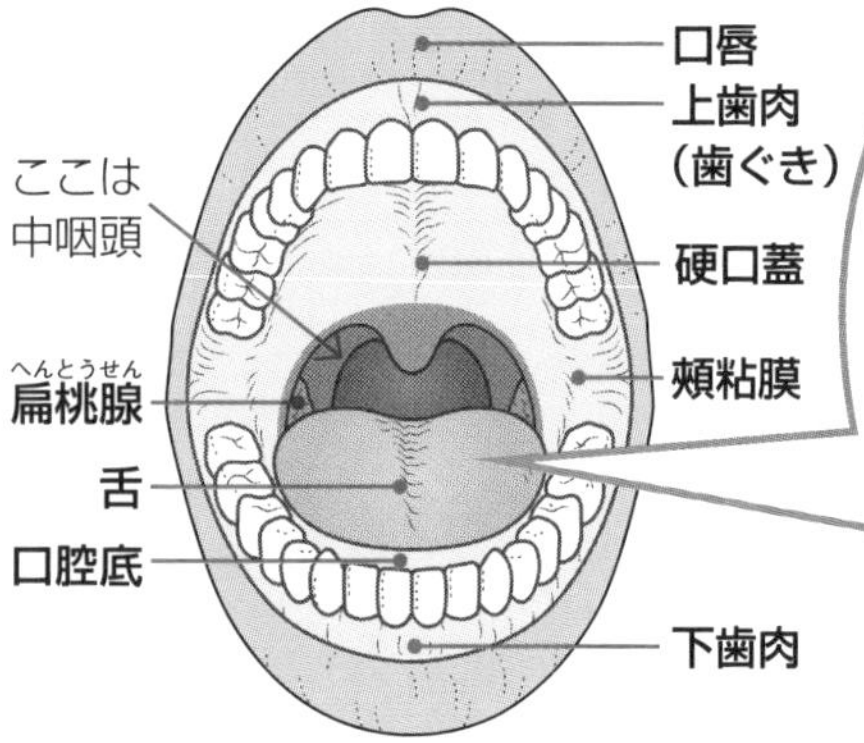

舌の動く部分（舌体《ぜったい》）は口腔だが、舌の付け根（舌根《ぜっこん》）は中咽頭。口腔底は舌と下の歯肉と下あごの骨のあいだ

舌や歯ぐき、ほおの内側にできる

口にできるがんを総称して「口腔がん」といいます。それぞれの部位に応じて「舌がん」や「歯肉がん」「口腔底がん」「頬粘

がんの広がり方

舌がんなどの口腔がんは、粘膜にがんが発生し、広がっていきます。広がり方には3つのタイプがあり、特に深部へ広がるタイプは見た目よりも進行していることが多く、注意が必要です。

口の中へ広がる

粘膜に硬いしこりができて、それが徐々に盛り上がるタイプ。粘膜から外側に向かって広がるため、外向型ともいいます。しこりが大きくなると食事がしにくくなったり、話しにくくなったりするので、比較的見つけやすいタイプです。

左右に広がる

表在型といって、左右に大きく広がっていくタイプ。上下の歯肉や硬口蓋に発生した場合は、骨にまで及んでいないものを指します。徐々に大きくなるのが見てわかるので、比較的早めに受診する人が多いタイプです。

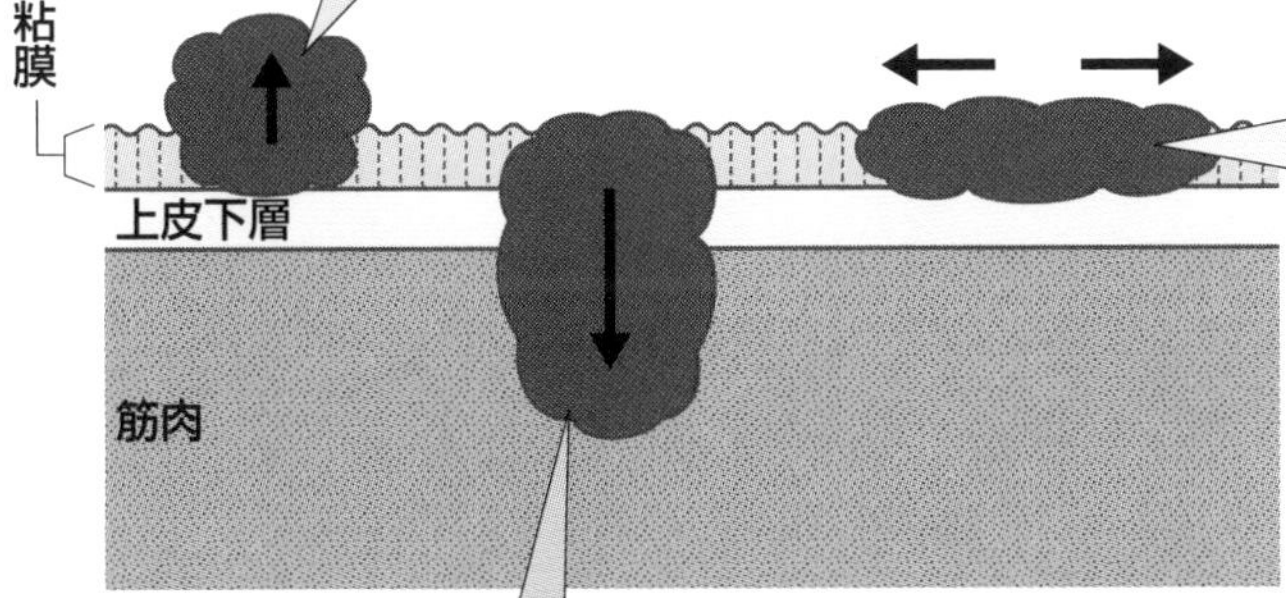

図は舌の断面図をイメージしたもの。舌の表面にある粘膜からがんが発生し、外側や内側、左右へと広がっていく

深部へ広がる

表面に潰瘍《かいよう》という深い傷ができ、深い部分へ進行するタイプで、やがて痛みや出血が起こります。内向型といって粘膜から内部に進むため、小さな口内炎だと思って放置する人も少なくありません。

膜がん」などに細かく分けられています。これらのうち最も多いのが舌がんです。

口腔がんは、有名人で発症した人もいて注目されています。がん全体に占める割合は約一パーセント、日本人の患者数は年間八〇〇〇人ほどと、決して多くはありません。しかし、近年増加傾向にあり、死亡率も上昇しつつあります。男女比は三対二で、やや男性に多く見られます。

口の症状

舌のしこりや長引く口内炎がサイン

口腔がんはがん検診に含まれていないことが多く、自分から受診しないと発見されにくい、という特徴があります。異変があったら、絶対に放置しないでください。

早期は痛みが少ない

痛みや出血といった舌や歯ぐきなどに現れる異常は、たいていはむし歯や歯周病、口内炎によるものです。がんの場合、早期には強い痛みや出血はあまりありません。食事や会話に支障をきたしにくいので、放置されやすいのです。

色

□ 赤みが強くなった
□ 白くなった

舌や口の粘膜に赤っぽい斑点や色が白く変色した部分ができます。時間の経過に伴い、ただれて赤みが強くなることもあります。

部位

□ 舌の裏側や左右の側面
□ 口の粘膜

舌がんが発生しやすい部位は、舌の裏側と左右の側面です。そのほか、歯肉や舌の下側、左右のほおの粘膜にも比較的多く見られます。

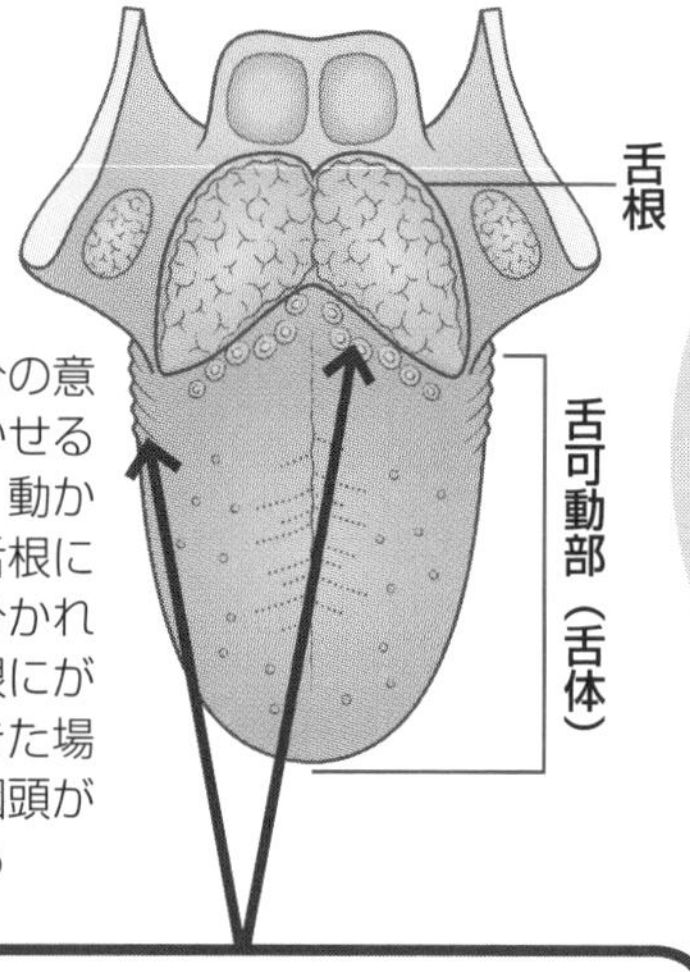

舌は自分の意思で動かせる舌体と、動かせない舌根に大きく分かれる。舌根にがんができた場合は中咽頭がんになる

舌の奥にある突起は正常

舌の表面をよく観察すると、舌の奥に突起物が見えます。これらは有《ゆう》郭乳頭《かくにゅうとう》や葉状《ようじょう》乳頭という部位。がんと見まちがえやすいのですが、正常な組織なので心配ありません。上あごや下の歯ぐきの内側にある骨の突起を、しこりだと思う人もいますが、正常な組織です。

▼ほかにも……

□歯ぐきの腫れや出血がある
□歯がぐらつく

むし歯や歯周病の症状と非常にまぎらわしいのですが、歯ぐきの腫れや出血がサインのこともあります。歯ぐきの内側にできることもあります。

痛みや出血があまりない しこりや口内炎は要注意

口の中に現れる異常としては、しびれや違和感で受診する人が多いのですが、がんであるケースは少ないといえます。

口の中のがんは、早期には痛みは少なく出血はまれですが、しこりや口内炎のような赤みや白っぽい変化が見られます。通常、口内炎なら数日～一週間で治りますが、二週間以上治らないときは、がんを疑います。様子を見すぎていると進行します。

進行すると、やがて痛みや出血が起こるようになりますが、それでも口内炎だと思う人もいます。なかなか治らなければ、二週間程度を目安に、必ず受診してください。

感触

- □ ザラザラしている
- □ デコボコしている
- □ 硬いしこりがある

赤みの強い部分や白っぽい部分を触ってみると、ほかの部位とは異なる感触がします。痛みがなくても、硬いしこりや粘膜が盛り上がっている場合は要注意。やわらかいしこりは悪性の可能性は低いでしょう。

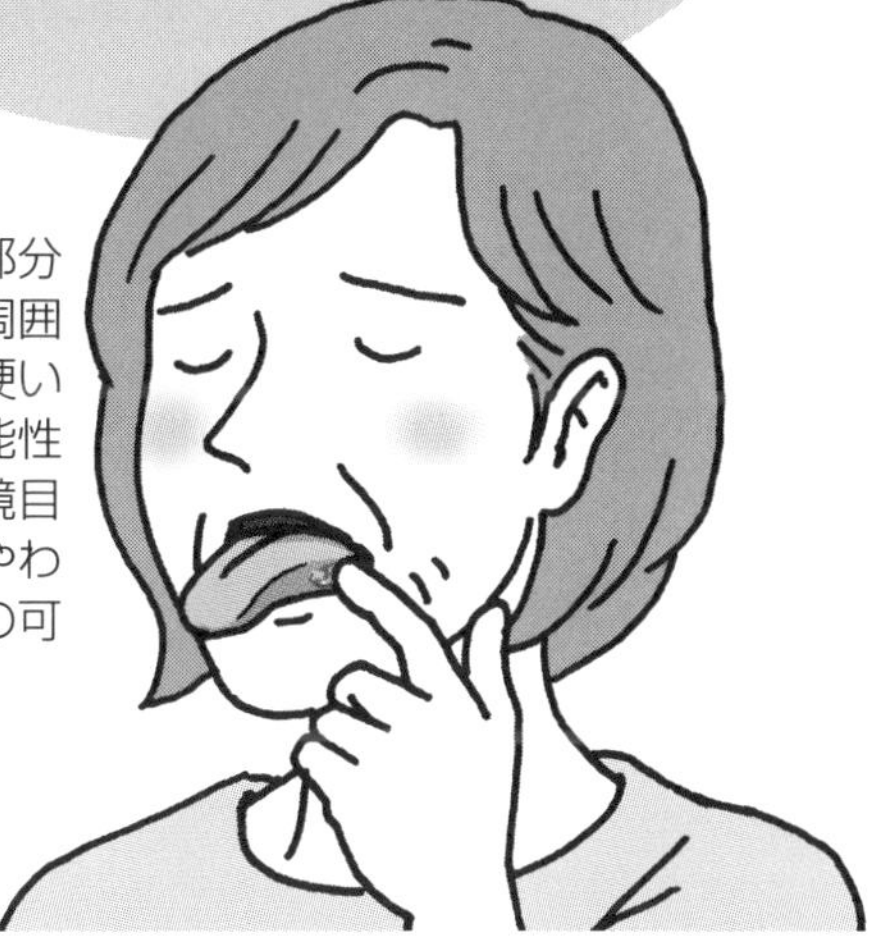

目を閉じてしこり部分を触ってみよう。周囲に比べて明らかに硬いときは、がんの可能性が高い。周囲との境目がわからないほどやわらかければ、良性の可能性がある

進行すると痛む

初期には痛みは少なく出血はありませんが、進行すると徐々に見られるようになります。また、しこりや病変が進行して大きくなると、左図のような症状が現れます。

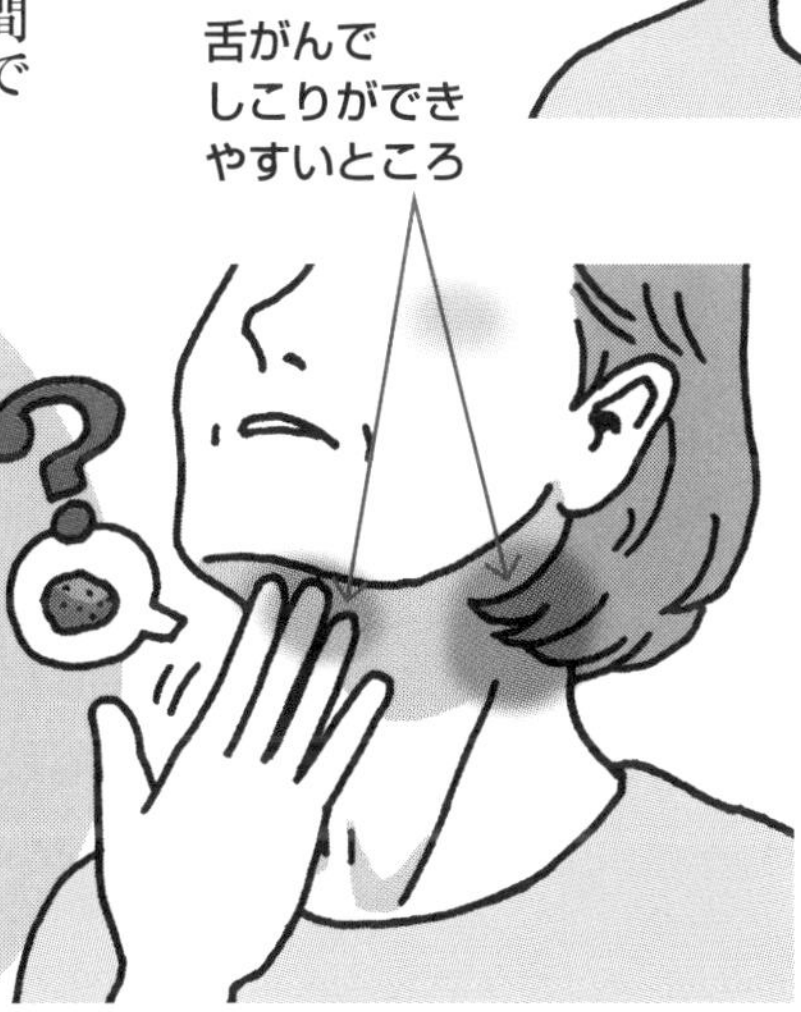

舌がんはあごや耳の下のリンパ節に転移しやすい

- □ 舌を動かしづらい（言葉が発音しにくい、食事がとりづらい）
- □ 口臭が強くなった
- □ あごの下や耳の下のリンパ節が腫れる

これらは、がんが進行して大きくなり、ほかの組織まで進行している可能性があります。

のどのがんとは

声を出す声帯にがんができることが多い

ひと口にのどといっても、正確には「咽頭」と「喉頭」という二つの部分からなります。このうち、のどのがんで多いのは、喉頭の声帯にできるものです。

のどの構造

のどは、鼻の奥から気管と食道の入り口までを指し、咽頭と喉頭からなります。咽頭は、鼻腔《びくう》と口腔から食道と気管をつなぐ部分です。喉頭は中咽頭の下、下咽頭の前に位置し、気管の入り口にあたります。

▼のどを縦に見た図

上咽頭から下咽頭と喉頭までは約13cm。咽頭は空気と食べ物両方の通り道、喉頭は空気の通り道です。食べ物を飲み込むときは軟口蓋《なんこうがい》が上に動いて鼻腔への通路をふさぐと同時に、喉《こう》頭蓋《とうがい》が後ろに倒れて気道をふさぎ、食べ物が気管に入らないようにしています。

のども細かく部位が分かれている。それぞれに役割があり、食事のときには無意識で連動して働いている

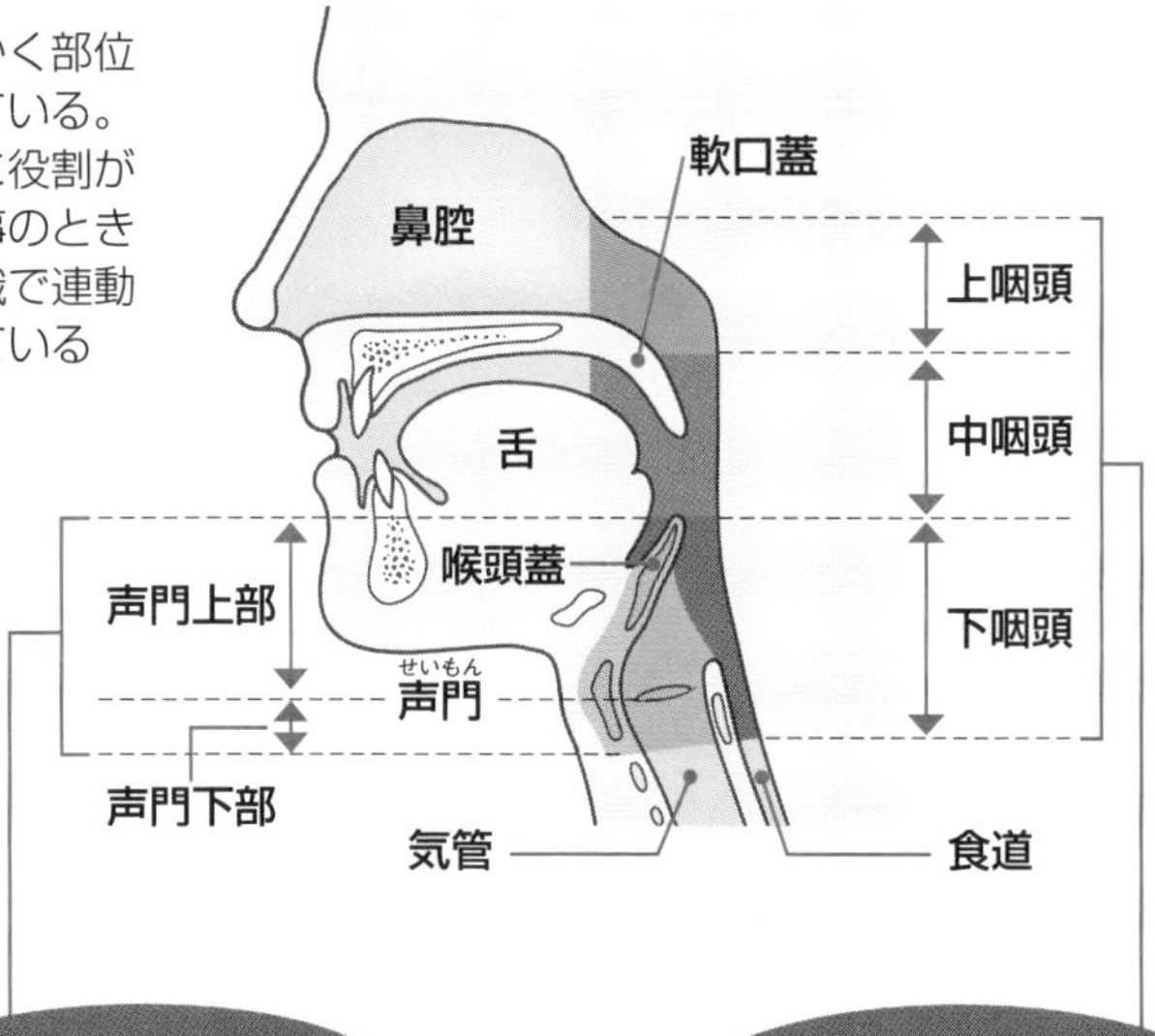

軟口蓋
鼻腔
上咽頭
中咽頭
舌
喉頭蓋
声門上部
下咽頭
声門《せいもん》
声門下部
気管
食道

喉頭

中咽頭の下にあり、気管の入り口にあたります。声帯（左ページ参照）を境に声門上部と声門下部に分かれます。喉頭は空気の通り道であるだけでなく、声帯があることで発声器官の役割もあります。

咽頭

上咽頭は鼻の奥に位置し、耳へつながる「耳管《じかん》」などがあります。中咽頭は口腔の奥、口蓋扁桃と舌根のあたり、下咽頭は気管と食道につながる位置にあたります。

がんのできやすい部位

咽頭がんも喉頭がんも、全身のがんのなかでは患者数は少ないほうです。咽頭がんと喉頭がんを比較したとき、咽頭がんのほうがわずかに多いことがわかっています。

咽頭がんは中・下咽頭に多い

年間に4500人程度が咽頭がんになっています。なかでも中・下咽頭がんが多く、それぞれ年間に約1800〜1900人程度発症しています。上咽頭がんは年間800人程度です。

喉頭がんの半分以上は声帯にできる

日本では、喉頭がんの患者数は年間3900人（人口10万人あたり3.9人）といわれます。このうちの60〜65%が声帯にがんができています。

▼声門を上から見た図

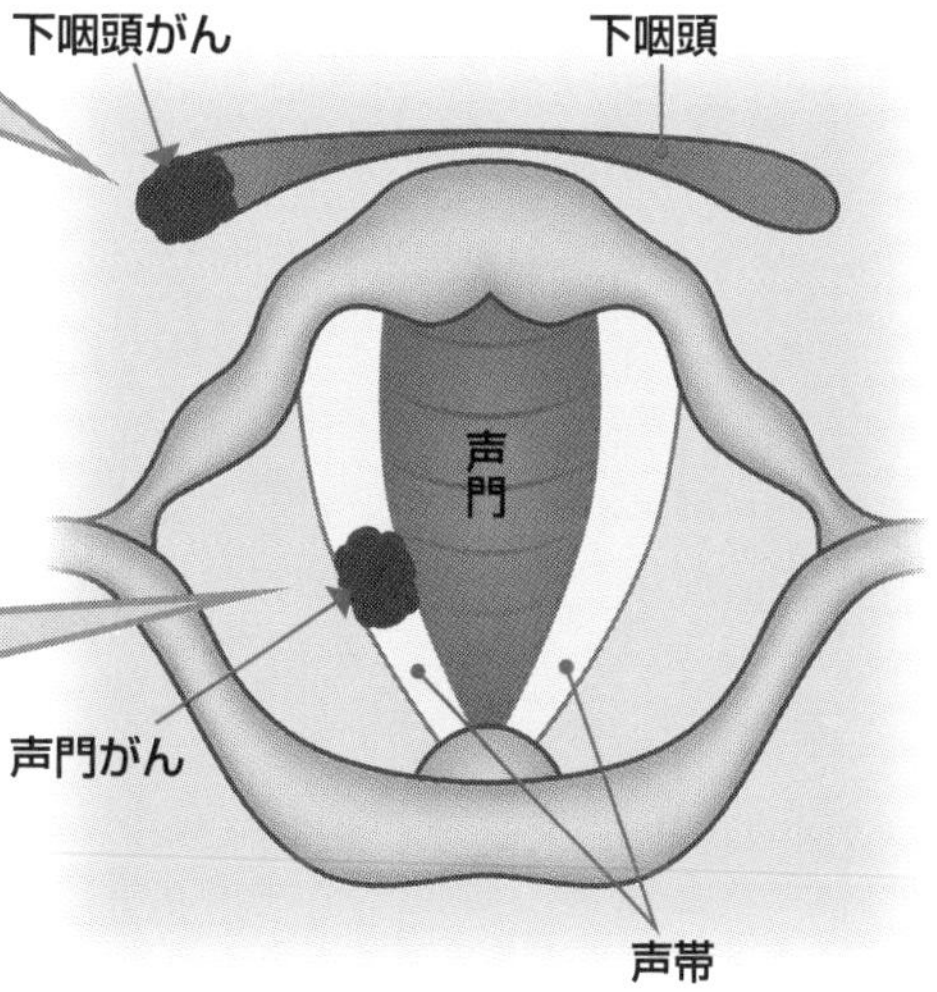

喉頭はのどぼとけの位置にあり、甲状軟骨や輪状軟《りんじょうなん》骨《こつ》などの軟骨で構成されています。声帯は喉頭腔の左右の壁から突き出たひだ状の構造で、声門はこのすき間の部分にあたります。

咽頭と喉頭のどこにがんができるかで分けられる

のどのがんは「咽頭がん」「喉頭がん」に大きく分かれます。

咽頭がんは、上咽頭がんと中咽頭がん、下咽頭がんがあります。中咽頭がんと下咽頭がんが多く、上咽頭がんは少数です。

喉頭がんは声門がんと声門上部がん、声門下部がんの三つに分けられます。最も多いのは声門がんで、喉頭がんの半数以上を占めます。声門上部がんも多いですが、症状が非常に現れにくく、進行した状態で見つかります。声門下部がんは少数です。

のどの症状

声や飲み込みの変化、首のしこりがサイン

のどのがんは、早期には症状がないものがほとんどです。あっても声のかすれやのどの痛みなど、かぜとまぎらわしく、放置されることが少なくありません。

早期はかぜに似ている

のどのがんでは、早期に症状があまり現れませんが、症状が出る場合は声のかすれやのどの痛みといった、かぜによく似た症状が続きます。かぜと違って、1ヵ月以上続くときは受診すべきです。

声

□ 声がかれる、変わる

声がかすれたり、ザラザラしたような雑音が声に混じったりします。かぜなら2週間程度で改善するため、1ヵ月以上長引く場合はがんの可能性があります。

飲み込み

□ 固形物や刺激物を飲み込むと痛い

□ のどに異物感がある

食事のとき、いつも同じ部分に痛みや異物感が起こるときは、しこりやがんがあるかもしれません。

▼ほかにも……

□ 片側の扁桃腺の腫れが治らない

中咽頭がんでは左右どちらかの扁桃腺（→P10）が腫れることがあります。上咽頭がんは症状が現れにくいのですが、耳管の近くにがんができると、耳管がふさがって耳や鼻の症状が現れます。

症状があまり強く現れないことも

のどのがんは、部位によって早期の症状の現れ方が違います。

比較的早く症状が現れるのは、喉頭がんの声門がんです。声がかすれたりするため、気づきやすい部位です。首にしこりができることはあまりありません。

中咽頭・下咽頭がんは、物を飲み込むときに痛みを感じることがあります。のどには全く症状がなく、首のしこりで気づく人も少なくありません。声門上部・声門下部がん、上咽頭がんは、早期に症状が現れにくく、声帯にがんが及んで声がかれたり、首のしこりで異変に気づきますが、内科でリンパ節炎などと診断されることもあります。

首

□ 耳の下から首にかけて硬いしこりがある

耳の下にはリンパ節があります。リンパ節は通常やわらかいのですが、がんができると石のように硬くなります。手で触れると硬いしこりがわかることがあります。

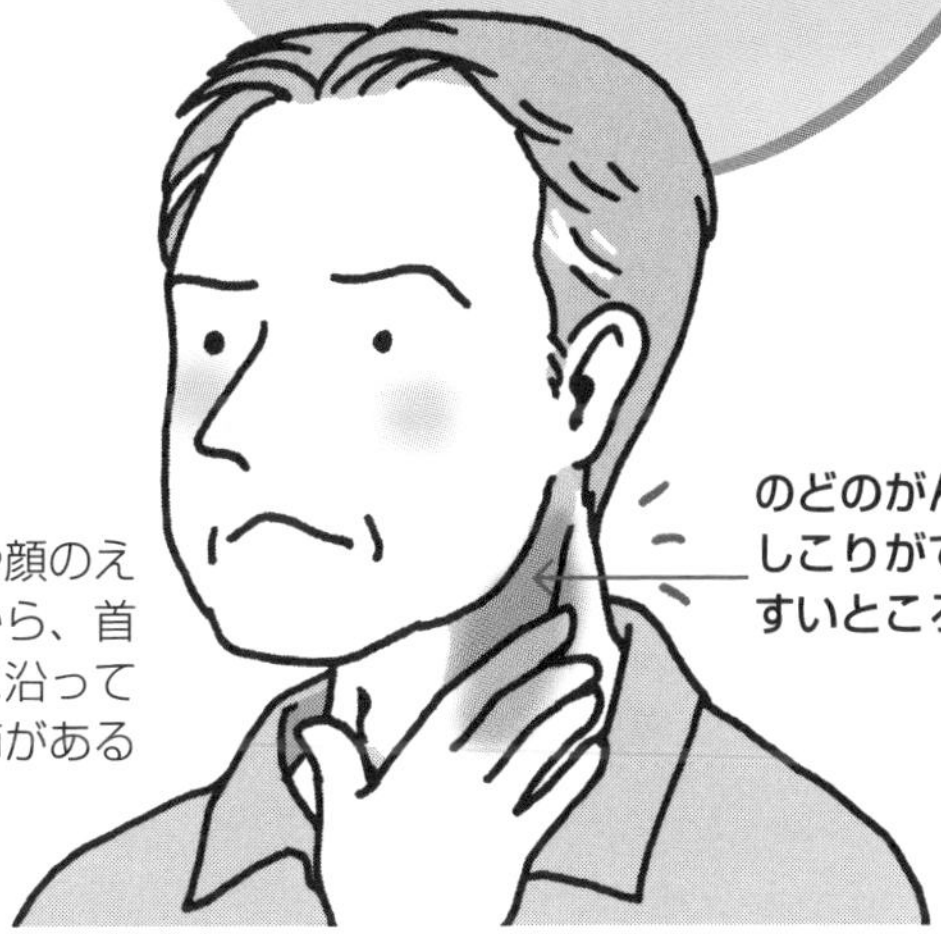
耳の下や顔のえらの横から、首の筋肉に沿ってリンパ節がある
のどのがんで、しこりができやすいところ

□ 息苦しい
□ 痰《たん》に血が混じる
□ 食事が通りにくいなど

進行してがんが大きくなると、上記のような症状が現れます。食道や気道がふさがれて、食べ物や空気がスムーズに通らなくなります。

仰向けで寝られない、ゼーゼーするなどの息苦しさが続く

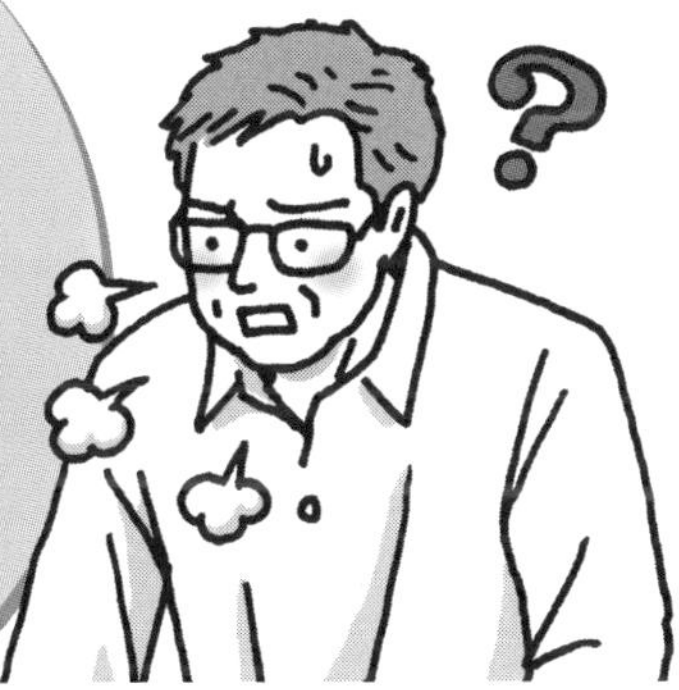

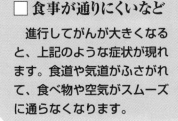

進行すると、のどの通りが悪くなる

がんが大きくなると、のどをふさぐような状態になります。食べ物や空気の通り道が狭くなるため、食べ物を飲み込みにくくなったり呼吸が苦しくなったりします。

食事への影響

「噛《か》む・飲み込む」が難しくなる

治療のためにがんを切除したり放射線を当てたりすると、その部分の機能が低下します。口やのどのがんでは、食べたり飲んだりする機能に大きく影響します。

噛んで飲み込むしくみ

食事をするときは、舌で味わい、口の中で噛み（咀嚼《そしゃく》）、飲み込むこと（嚥下《えんげ》）をくり返します。ところが、手術や放射線などがんの治療の影響により、この一連の動作がうまくできなくなります。

噛む・味わう

食べ物を噛むときは歯だけでなく、上あご（硬口蓋）と舌を使って唾液と混ぜ合わせつつ、舌根でのどの奥をふさいでいます。唇は食べ物が外に出ないようにしています。舌には、「味蕾《みらい》」という味覚のセンサーがあり、味を感じる役割もあります。

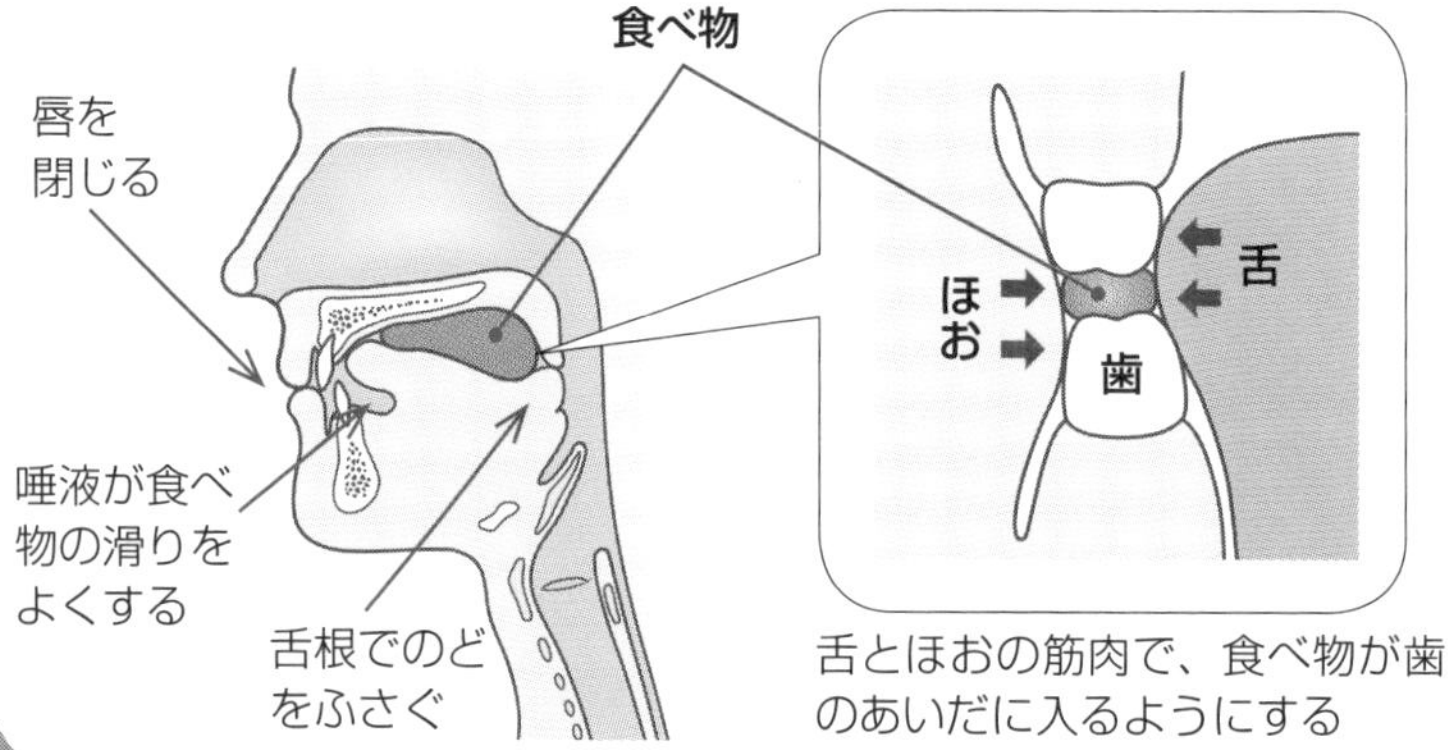

食べ物
唇を閉じる
唾液が食べ物の滑りをよくする
舌根でのどをふさぐ
ほお
舌
歯
舌とほおの筋肉で、食べ物が歯のあいだに入るようにする

がん治療をすると

- 噛みにくくなる
- のどに食べ物を送れなくなる
- 味がわからなくなる

切除範囲が大きいと、必要な部位や筋肉が失われて思うように動かせなくなります。噛むこと、口の中で食べ物をスムーズに移動させること、飲み込むことが難しくなります。舌が手術で切除されたり、放射線療法の副作用でダメージを受けたりして、味がわからなくなることもあります。

飲み込む

舌と硬口蓋が、のどへ向けて食べ物を送り込みます。このとき軟口蓋がふたをするように動いて、鼻腔への逆流を防ぎます。喉頭蓋も気管に食べ物が入らないように、ふたをします。食べ物は咽頭から食道へと、スムーズに送られます。

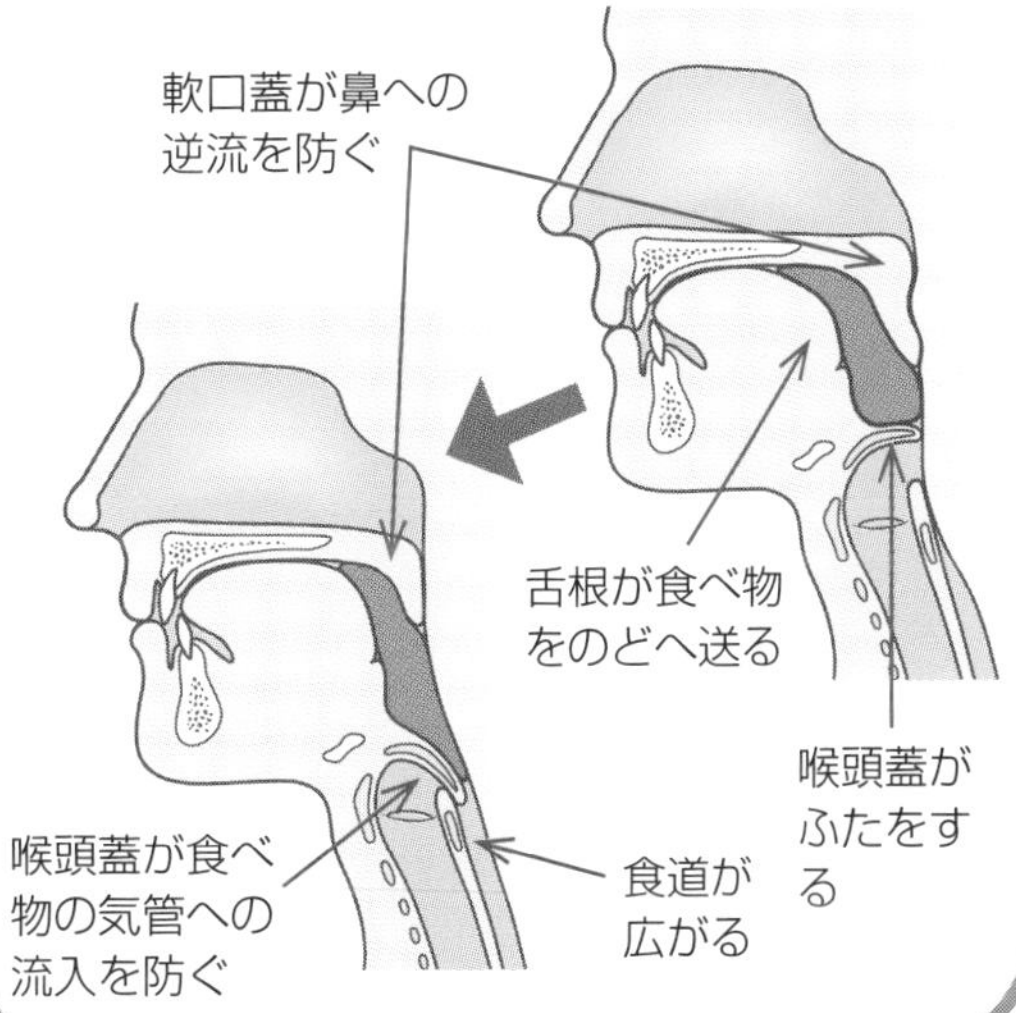
軟口蓋が鼻への
逆流を防ぐ
舌根が食べ物
をのどへ送る
喉頭蓋が
ふたをす
る
喉頭蓋が食べ
物の気管への
流入を防ぐ
食道が
広がる

食道へ

食べ物が食道を通過すると、食道入口部はふさがって逆流を防ぎます。ここは治療による影響を受けないため、障害が起こる心配はありません。

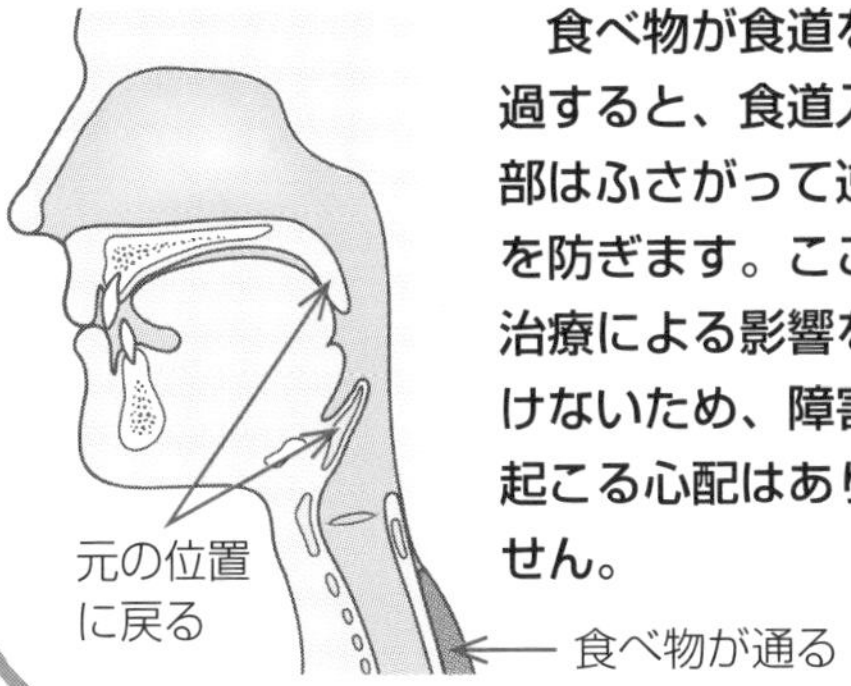
元の位置
に戻る
食べ物が通る

口とのどの絶妙な連携が失われる

私たちはふだん食べたり飲んだりするとき、口に入れたものを噛んで飲み込みます。その数秒のあいだに、歯や舌、ほお、のどなどの筋肉を的確に使い、これらをコントロールする神経や脳が連携し合います。意識しなくても、一連の動作をスムーズにおこなうことができます。

しかし、がんになるとこうした機能が失われるか、著しく低下します。やむを得ず切除するなど、治療によって影響を受けるからです。

がん治療をすると

- 食べ物が鼻や気管に入る
- 一度で飲み込めない
- のどに食べ物が引っかかる

舌の一部や軟口蓋などを切除すると嚥下の機能が低下し、一度に飲み込める量が少なくなったり、鼻腔への逆流が起こったりします。放射線の影響で、口腔内が乾燥したり粘つきが強くなったりして、スムーズに飲み込めなくなることもあります。

会話への影響

発音しにくくなり声を失うこともある

口とのどは会話をするための重要な器官でもあるため、がんによってその機能が低下したり、場合によっては声を出せなくなることもあります。

話すしくみ

人が話すためには、大きく2つの段階があります。1つめは声帯で空気を振動させて音をつくること、2つめは唇や舌の動きで発音して言葉をつくることです。

① 音を出す

声帯にある声門は、呼吸をするときは開いたままになっています。発声するときは開閉することで空気を振動させ、音をつくります。脳の指令によって、喉頭の軟骨についている筋肉が声帯を動かしています。

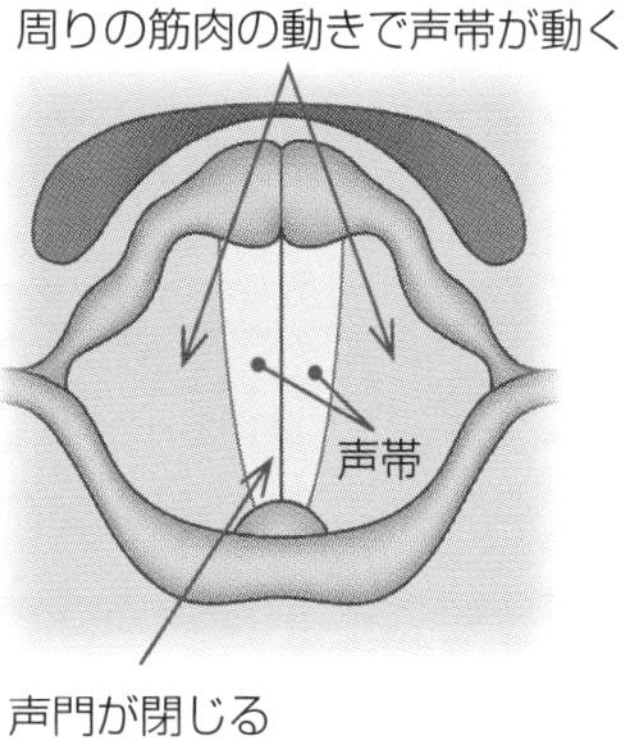

周りの筋肉の動きで声帯が動く
声帯
声門が閉じる

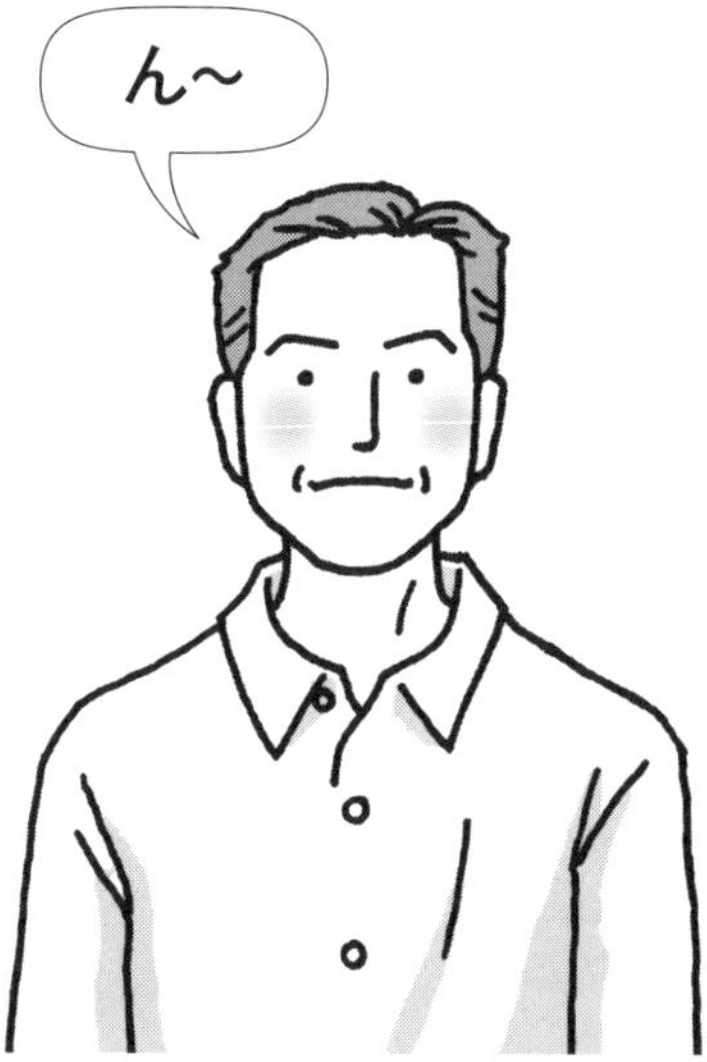

ん~

閉じた声帯のすき間を息が通ることで、声帯が震えて声が出る

がん治療をすると

- 声が変わる、出しにくい
- 声が全く出なくなる

がんによって声帯がスムーズに動かせなくなったり、声門の形や大きさが変わったりします。がんの位置によっては両側の声帯を切除するので、発声が全くできなくなります。

② 言葉をつくる

声帯でつくられた音は、そのままではただの音にすぎません。意味のある言葉を出すには、唇や舌を動かして発音したり、口の中の空間に響かせたりする必要があります。

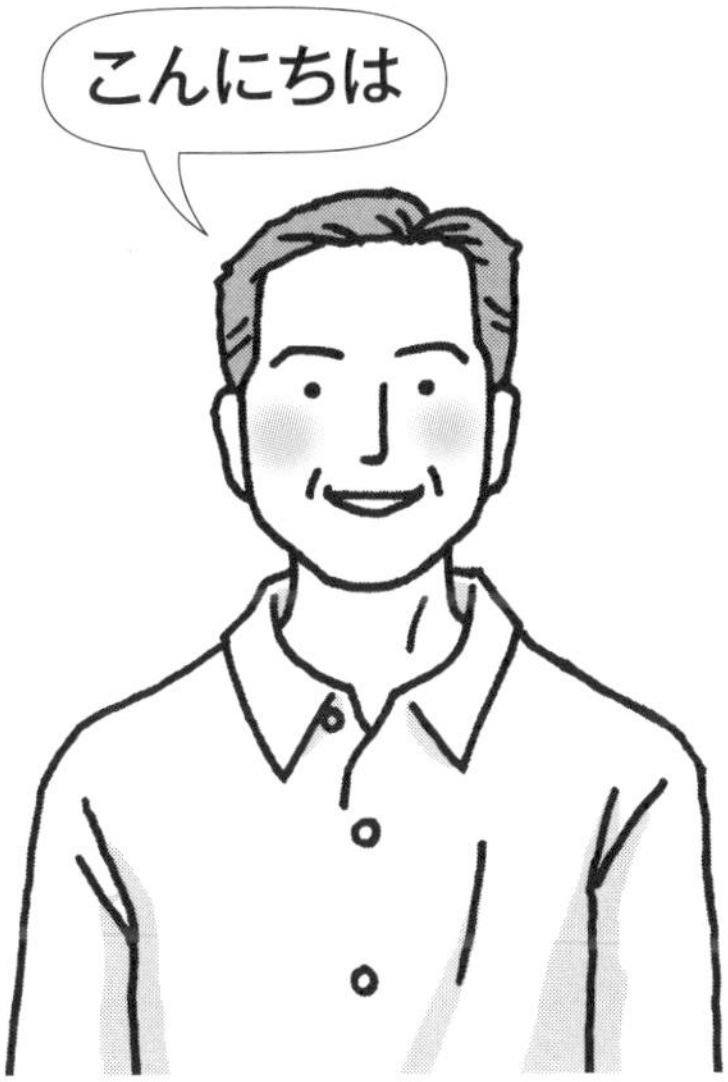

唇と舌の形と動きで、言葉を発する

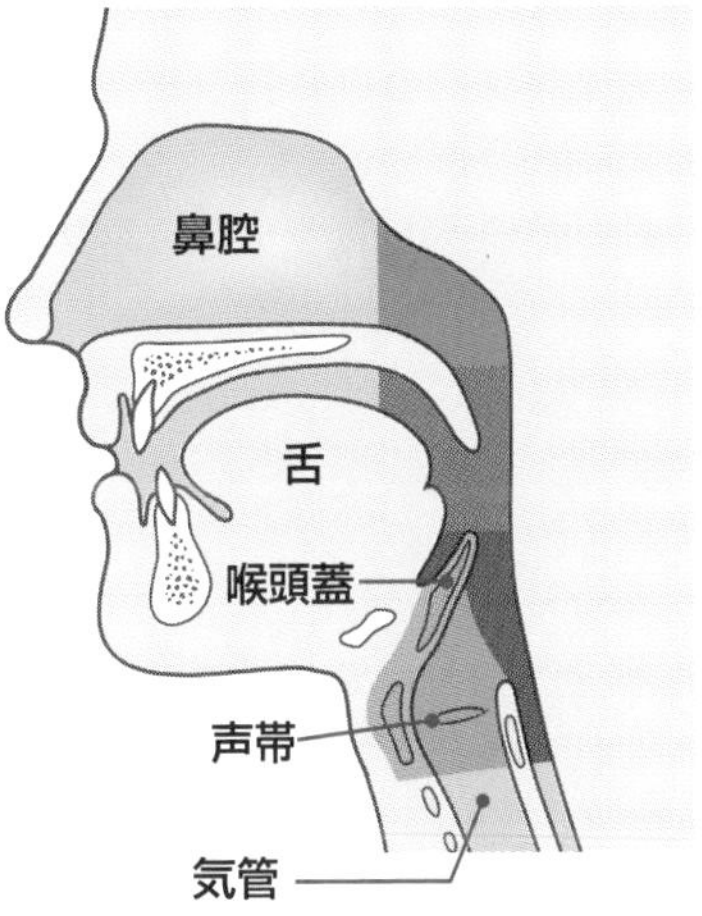

上は言葉をつくるときに使うところ。声門から口と鼻までの状態も、声の響きにかかわる

がん治療をすると

●発音が正確にできない　手術などの治療によって、唇や舌をうまく動かせなくなることがあります。歯や上あごがなくなったりすると、口の中の空間が大きく変化して発音しにくくなります。

口や舌、声帯の動きや空間が変わる

声を出したり会話をしたりするときは、口と、のどにある「声帯」を使います。声帯の左右のひだのすき間にあるのが声門です。声を出すときは肺からの空気が通過し、声門を振動させることで音が出ます。こうしてつくられた音が、咽頭や鼻腔、口の中を通過し、響かせることで声や言葉になります。

がんによって発声にかかわる部位の機能が失われたり、形が変わって空間が変化したりすると、うまく発声できなくなります。両側の声帯を切除すれば声が全く出なくなります。

がんになりやすい人

喫煙や大量飲酒が主な原因。口の環境も関係

口とのどのがんの発生に最も大きくかかわるのが、喫煙と大量飲酒です。慢性的な炎症を起こしやすい、むし歯や入れ歯の刺激といった口内環境も要注意です。

主な危険因子は4つ

喫煙と飲酒は、口とのどへの刺激となって炎症を起こさせ、がんの発生に強く影響します。口のがん特有ですが、むし歯や歯周病、不適切な入れ歯の使用も刺激が長く続いて炎症の原因となり、がんの発生を促します。

喫煙

- **1日に10本以上吸う**
- **喫煙歴が長い**

口腔がん全体では、約80%は喫煙が原因と考えられています。喉頭がんも、患者さんの90%以上が喫煙者です。咽頭がんでは、下咽頭がんが喫煙との関係が濃厚です。

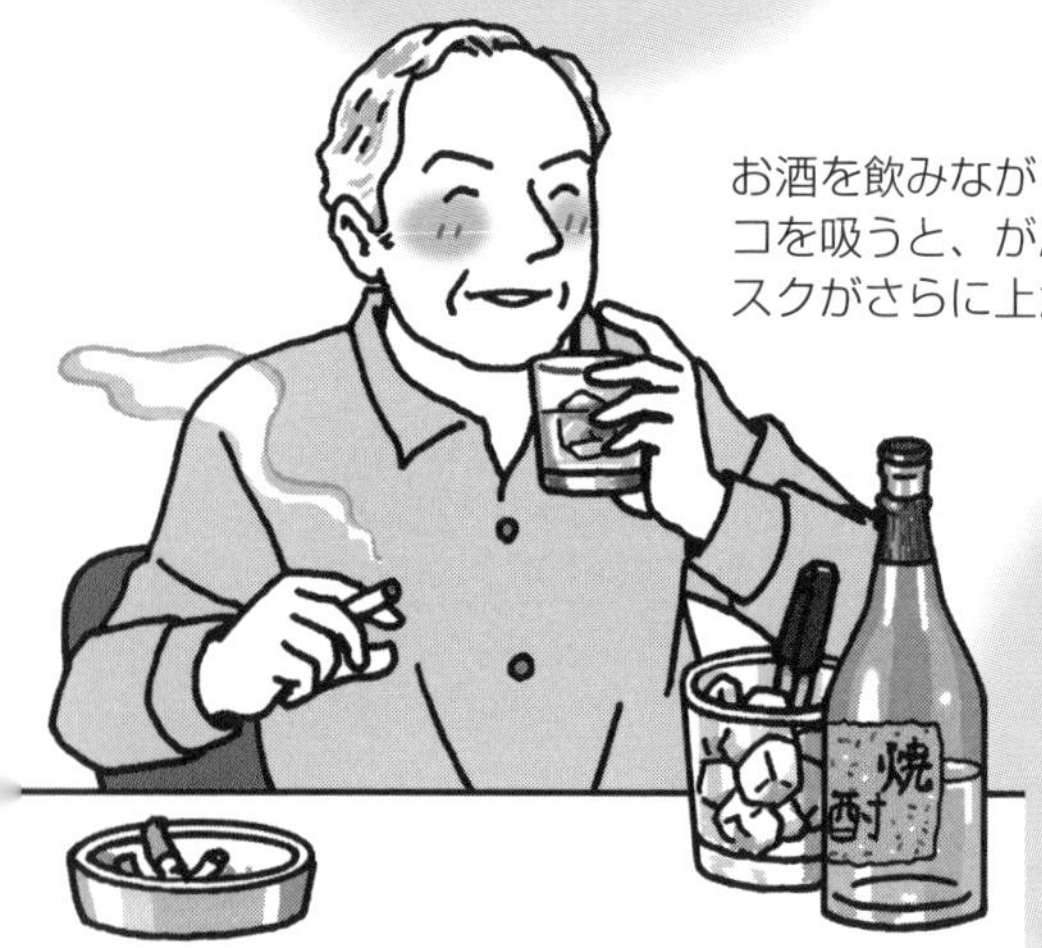

お酒を飲みながらタバコを吸うと、がんのリスクがさらに上がる

飲酒

- **強いお酒が好き**
- **たくさん飲む**

口とのどのがん全般に関与します。特に大量のお酒を習慣的に飲むことが深く関わります。

▼大量飲酒の目安

大量飲酒とは、純アルコール量で1日平均60gを超えること*。具体的には下記の量以上が目安

- ビール中ビン3本
- 日本酒3合弱
- 焼酎（35度）約200mL

＊厚生労働省「健康日本21」

女性より男性に多く、五〇代から増え始める

口とのどのがんができやすい人について、いくつかの要因が明らかになっています。

最も重大な危険因子は、喫煙と飲酒です。口の中の環境や衛生状態も関係します。一部の咽

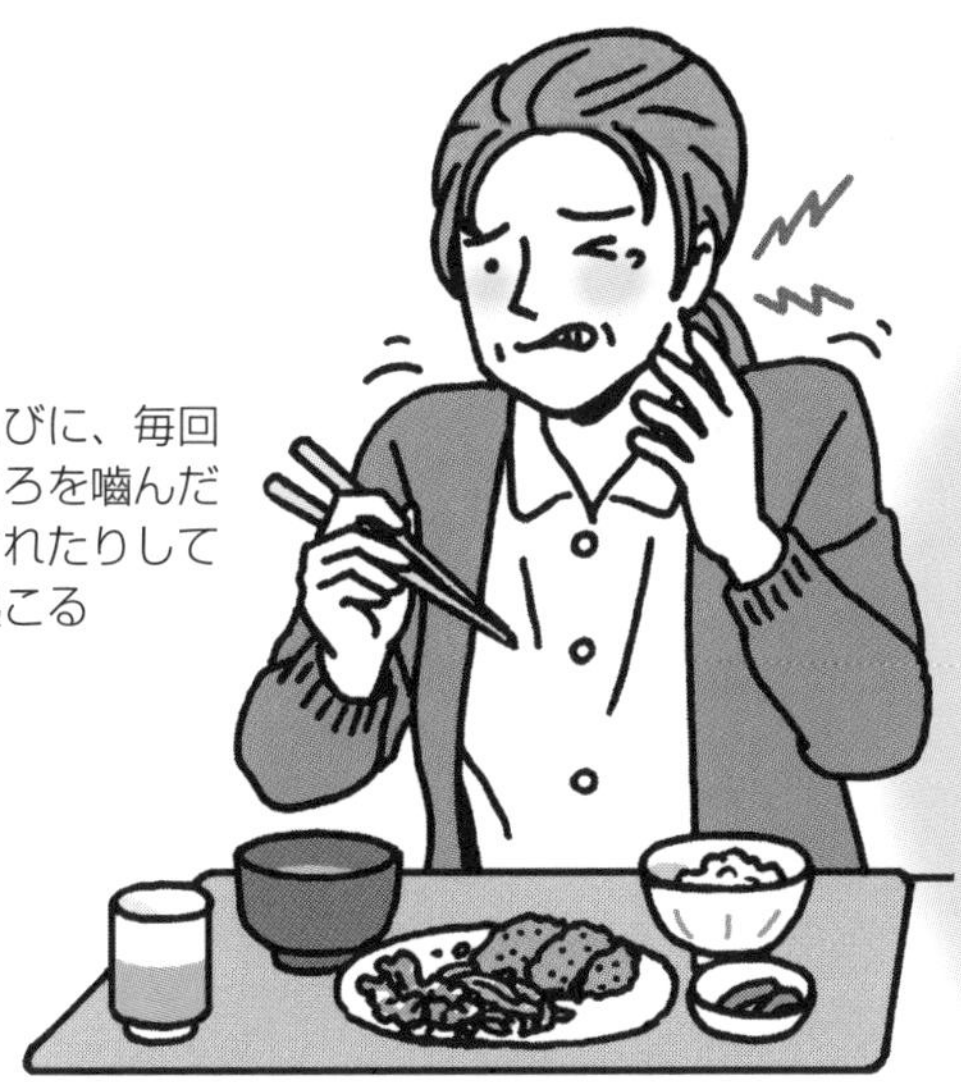

食事のたびに、毎回同じところを噛んだり、こすれたりして痛みが起こる

口の環境

- 歯をあまり磨かない
- 歯並びが悪く、ほおや舌に歯や入れ歯などがよく当たる、ほおの内側などをよく噛む
- 入れ歯や詰め物が合わず、ほおや舌、歯肉に当たって痛い、炎症を起こしやすい

上記のように口の中が不衛生だったり、舌や口の粘膜に痛みなどの慢性的な刺激があったりすると、炎症が起こりがんが発生しやすくなります。

ウイルス感染

- 上咽頭がん……EBウイルス
- 中咽頭がん……HPV（ヒトパピローマウイルス）

喫煙や飲酒の習慣がない人でも、ウイルス感染が影響してがんが発生することがあります。中咽頭がんでは、HPV感染が原因のものが半数に上ります。上咽頭がんは日本ではまれですが、EBウイルス感染が関係しているものがあります。

頭がんにはウイルス感染が影響しているものもあります。

男女比は、口腔がんでは三対二で男性がやや多く、喉頭がんは一〇対一で圧倒的に男性に多く発生します。咽頭がんも上・中・下咽頭がんのいずれも、女性より男性に多く見られます。

年齢的には五〇代から増え、七〇代が最も多くなります。

声の酷使によるポリープはがんにはならない

歌を歌う人や講師・司会業などの声をよく使う職業の人は、声帯を酷使するため、声帯ポリープができることがあります。ポリープは良性の腫瘍《しゅよう》で、がんになることはありません。しかしポリープだと思っていたら、がんだったという可能性はあります。ポリープの診断を受けても1ヵ月ほどで治らないときは、再度検査を受けてください。

受診するとき

口やのどの症状が長引いたら耳鼻咽喉科へ

口やのどの症状があるとき、どの診療科を受診するのか迷う人も多いでしょう。症状がなかなか治らず長引くときは、耳鼻咽喉科を受診してください。

定期検診がないので、まずは耳鼻咽喉科へ

口とのどのがんは、ほとんどの自治体の定期的ながん検診には含まれません。したがって、口やのどに気になる症状があるときは、できるだけ早く専門医の診察を受けてください。

口内炎で歯科を受診したり、のどの痛みなどでは内科にかかる人もいるかもしれません。治療しても、症状が長引くときは耳鼻咽喉科を受診しましょう。

耳鼻咽喉科では、鼻や耳だけでなく、舌や歯肉、ほおの内側の粘膜、のどの奥まで診察してもらえます。声のかすれや話すときの違和感なども専門です。

耳鼻咽喉科を受診すると

口とのどの病気の専門は耳鼻咽喉科です。ふだんは鼻や耳、のどの炎症などを中心にみていますが、がんが疑われるかどうかもわかります。がんが疑われたら、がんの診断と治療ができる医療機関へ紹介してくれます。

1 問診

どんな症状が、いつから、どんなふうに続いているのかを尋ねられます。喫煙歴や飲酒歴、これまでの病歴も伝えましょう。耳鼻咽喉科の受診前に歯科や別の診療科で治療を受けた場合は、そのことも伝えてください。

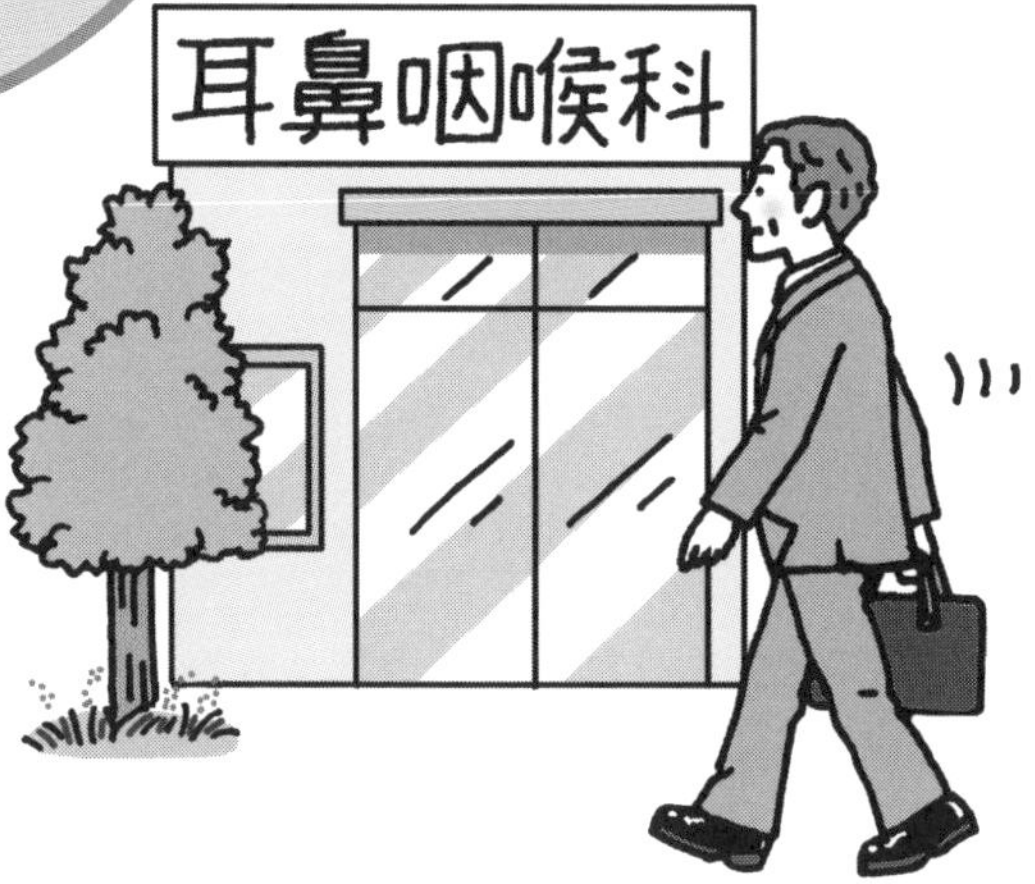

最初の受診は、自宅近くのクリニックなど小さな診療所でも大丈夫

2 視診・触診

舌やのどの様子を観察します。口内炎なら、見たり触ったりします。がんでは首のリンパ節にしこりができている場合があるため、医師が手で首に触れてしこりの有無を確認します。

3 内視鏡検査

肉眼で見にくい喉頭や咽頭を調べるには、内視鏡を使います。鼻から直径3～4mmほどの細いファイバースコープを挿入して検査します（→P8、30）。

がんが疑われたら

より大きな医療機関の耳鼻咽喉科、頭頸部外科へ

がんが疑われる場合は、くわしい検査が必要です。大学病院や地域の基幹病院、がん専門病院の耳鼻咽喉科や頭頸部外科などの専門の診療科を紹介されます。必ず受診して検査を受けましょう。

口腔外科も口のがんの治療が可能

歯科の手術を担う「口腔外科」では、歯科医師が口腔やあごの骨、一部の唾液腺を手術します。口腔がんが口腔内にとどまっている場合、口腔外科でもがんの切除と頸《けい》部《ぶ》郭清術《かくせいじゅつ》（→P55）が可能です。進行してほかの部位に及ぶ場合や切除以外の治療が必要な場合は、医師との連携が必要です。

医師
- 耳鼻咽喉科、頭頸部外科
- 形成外科
- 腫瘍内科

など

＋

歯科医師
- 一般歯科
- 口腔外科

など

全身の治療が可能。再建手術は形成外科、抗がん剤は腫瘍内科などが担当する場合もある

特に咬合《こうごう》にかかわる治療は歯科医師。医師と連携して口腔がんを治療することも

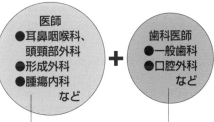

COLUMN

甲状腺や唾液の分泌腺にもがんができる

甲状腺がんは女性に多い。首のしこりがサイン

首にしこりができる病気は、咽頭・喉頭のがんだけとは限りません。のどにある甲状腺にがんができることもあります。

甲状腺は新陳代謝を調節する「甲状腺ホルモン」を分泌する器官で、のどぼとけのあたりに蝶が羽を広げたような形で位置しています。甲状腺がんでは首のしこりや声がれなど、のどのがんと似た症状が現れます。

甲状腺がんは特に女性に多く、ほとんどは将来の経過が良好です。

鼻や唾液腺のがんはごくまれ

耳の下やあごには、唾液を分泌する唾液腺があります。唾液腺にもがんができます。症状は、耳の下や耳の前あたりに痛みのない、腫れやしこりができます。神経のマヒがあるときは悪性の可能性があります。

鼻の奥にできるがんもあります。上顎洞《じょうがくどう》がんといって、鼻の周囲にある副鼻腔《ふくびくう》という空洞にがんができるもので、副鼻腔炎と関連があるとされています。

ただ、唾液腺がんも上顎洞がんも比較的まれながんです。

▼首周りの分泌腺と働き

唾液腺は唾液を分泌する組織。耳下腺《じかせん》、顎下腺《がっかせん》、舌下腺《ぜっかせん》などがある。唾液腺がんのほとんどは、耳下腺がんと顎下腺がん

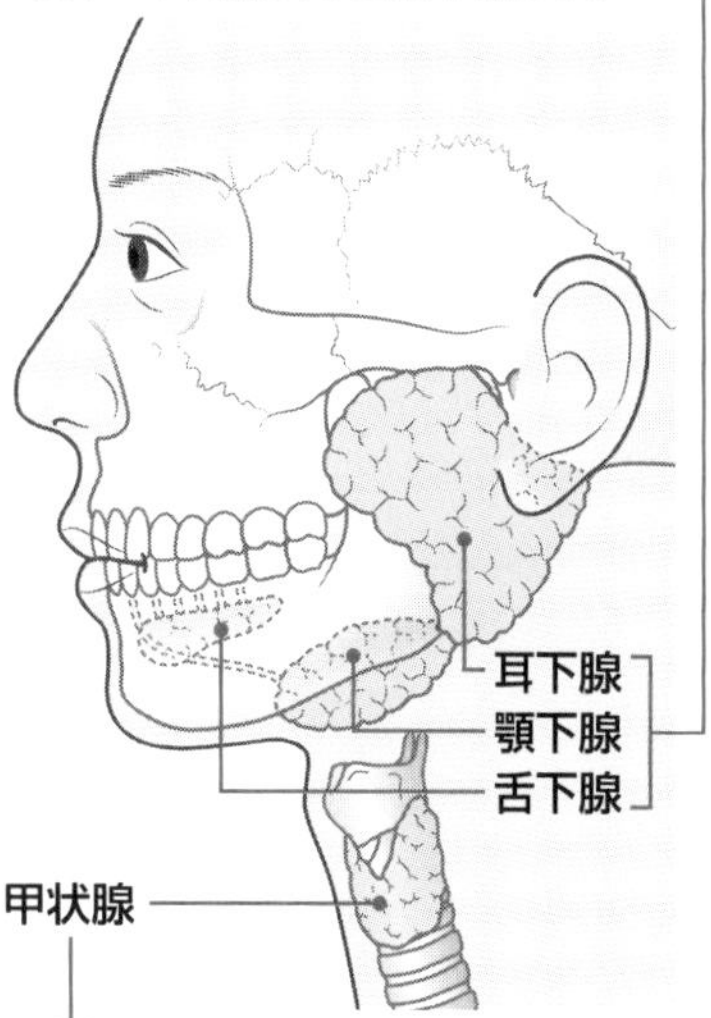

のどぼとけのあたりにある、小さな器官。甲状腺ホルモンを分泌する。甲状腺がん以外に、甲状腺ホルモンの分泌が異常に増える「バセドウ病」でも腫れることがある

甲状腺がんについて、くわしくは伊藤公一監修『新版　甲状腺の病気の治し方』（講談社）もご参照ください。

第2章

くわしい検査で治療法を選ぶ

がんは、最初にできた部位だけでなく、
血流などに乗って全身に広がります。
全身をくわしく調べて、どれだけ進行しているかを突き止めます。
がんの部位や状態に合わせて治療法が選ばれます。

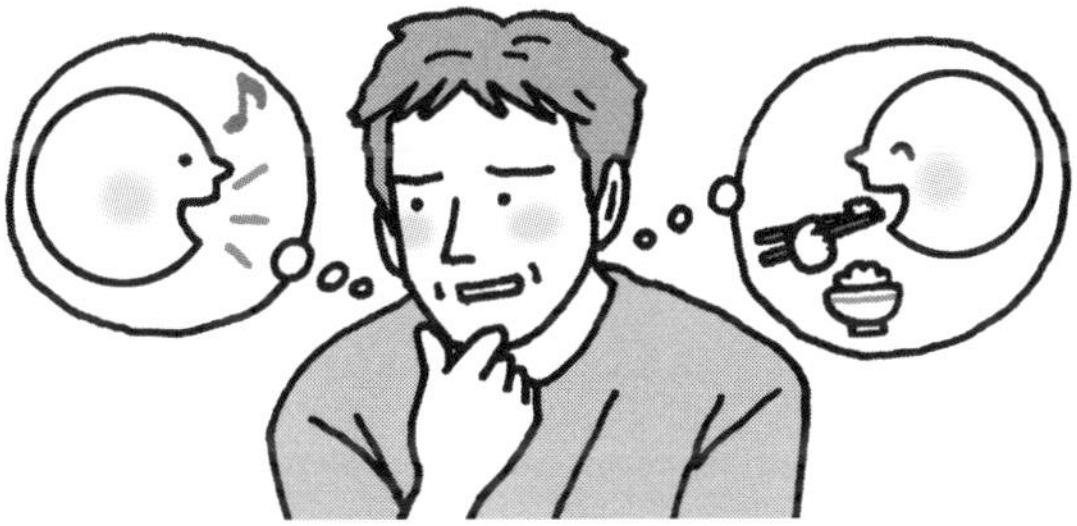

診断の流れ

大きな医療機関でがんかどうかを調べる

最初に最寄りの耳鼻咽喉科や内科などを受診することが多いのですが、診断や治療を進めるには設備の整った医療機関を受診する必要があります。

耳鼻咽喉科のがんの治療が受けられる施設を受診する

がんは、最初にできた（原発）部位に広がるだけでなく、「転移」といってがん細胞がリンパや血液の流れに乗って、ほかの部位でも増えます。クリニックでがんが疑われる場合は、地域の基幹病院などがんの診断と治療が受けられる医療機関を受診し、全身を調べる必要があります。

口とのどのがんは、「頭頸部がん」に含まれます。医療機関では耳鼻咽喉科や頭頸部外科が担当します。耳鼻咽喉科に頭頸部がんの専門医がいる場合もあります。原発部位とその周辺をはじめ、全身をくわしく調べます。

頭頸部がんの診断

がんを診断するには2つの段階があります。1つめは、がんがあるかどうかと、がんのある部位を確認すること。2つめはがんがどの程度進んでいるかを調べることです。

がんの有無

表面の形ががんのように見えても、検査しなければ確定できません。最終的には、組織や細胞を採取するようなくわしい検査を受けて、がんの有無が診断されます（→P30）。

がんの確定診断

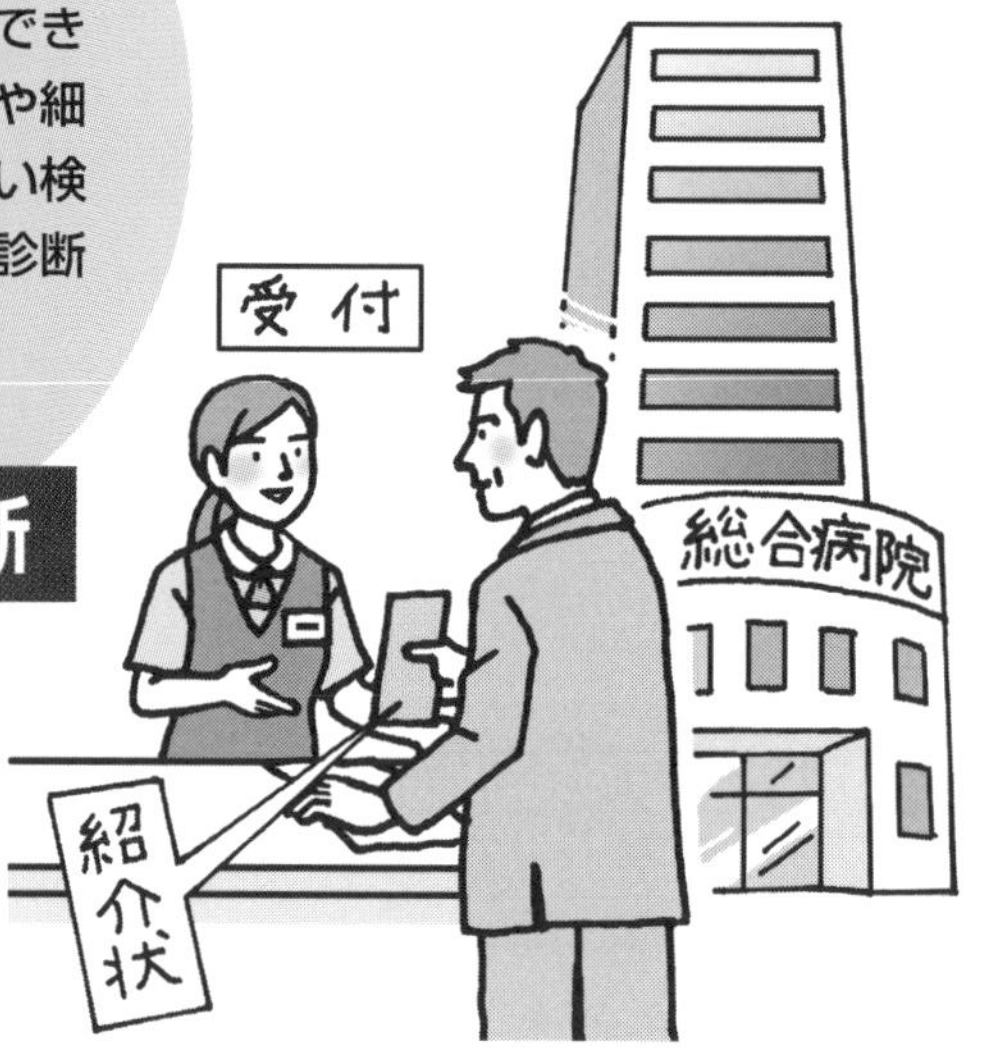

最初に受診した耳鼻咽喉科の紹介状をもって受診しよう。紹介状なしで大きな医療機関を受診することもできるが、予約が必要で選定療養費が5000円以上かかる

病期の診断

ほかのがんの有無

頭頸部がんがあると、同時に食道や胃などにもがんができていることが多いため、多くの場合発生が疑われる部位も検査します（→P34）。

＋

進行の程度

がんがどの程度広がっているか、また、どの程度深部にまでおよんでいるかを調べます。さらに、リンパ節や肺などの臓器への転移の有無と程度も検査します（→P32）。

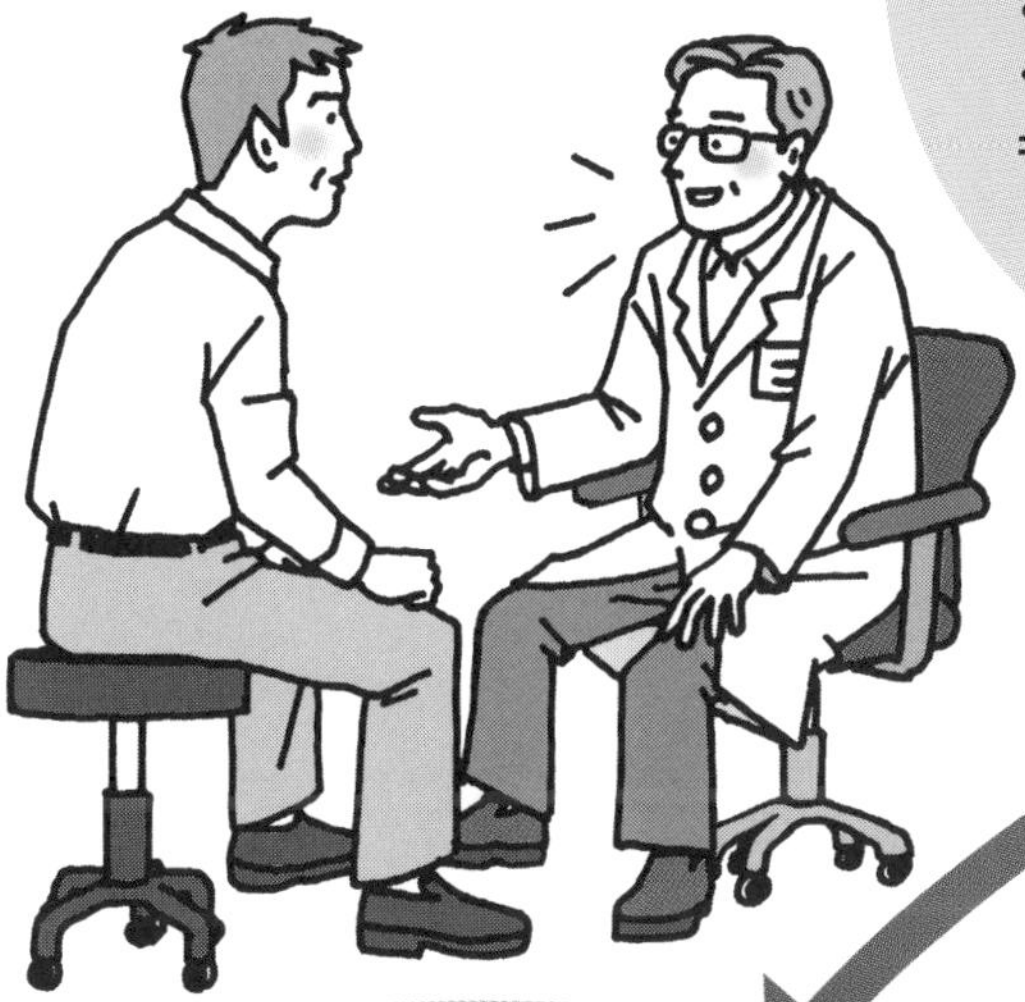

医師から検査結果の説明を受け、がんの部位と病期に合わせて治療法を決めていく

治療法の選択へ

（→P44）

耳鼻咽喉科の手術を専門にする頭頸部外科

「頭頸部外科」という診療科は、あまりなじみがないかもしれません。頭頸部とは、脳と眼以外の首から上の領域を指し、鼻やのどだけでなく口の中、甲状腺（→P26）なども含まれます。

　頭頸部外科では頭頸部の診療と手術が専門で、特にがんの治療をメインにおこないます。手術が必要な病気が疑われるとき、地域のクリニックなどから紹介されて受診します。

▼頭頸部外科とは

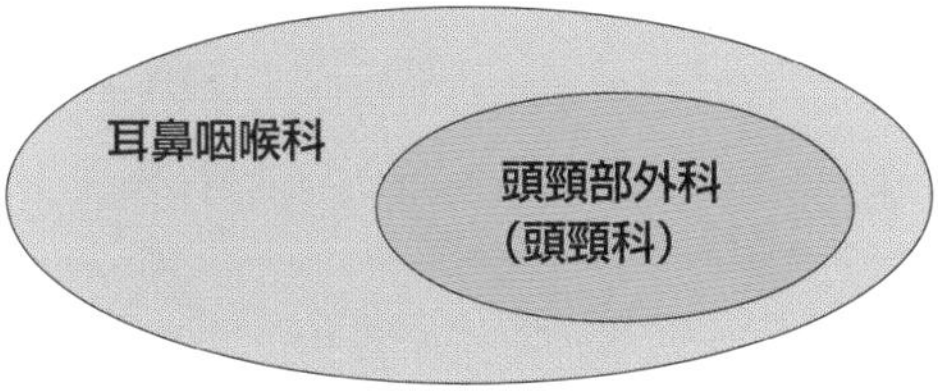

耳鼻咽喉科の手術、特にがんの手術のエキスパートが頭頸部外科や頭頸科

くわしく調べる①

視診・触診をして組織をとって調べる

がんが疑われる部位を視診と触診で調べ、肉眼で見えない部分は内視鏡で観察します。生検や細胞診で組織も採取し、がん細胞があるかどうかも調べます。

がんの確定診断

頭頸部がんの診断では、耳鼻咽喉科・頭頸部外科の医師や専門医による視診・触診が重要です。視診・触診の精度は高く、例えば舌がんの触診はMRI検査（→P32）とほぼ同等の結果になるほどです。

視診

口の中やのどの粘膜（表面）の色や形に異常があるかどうかを調べます。口の中や舌は直接見て、のどや鼻の奥など見えない部分は内視鏡（ファイバースコープ→P8）を使って、粘膜をくわしく調べます。

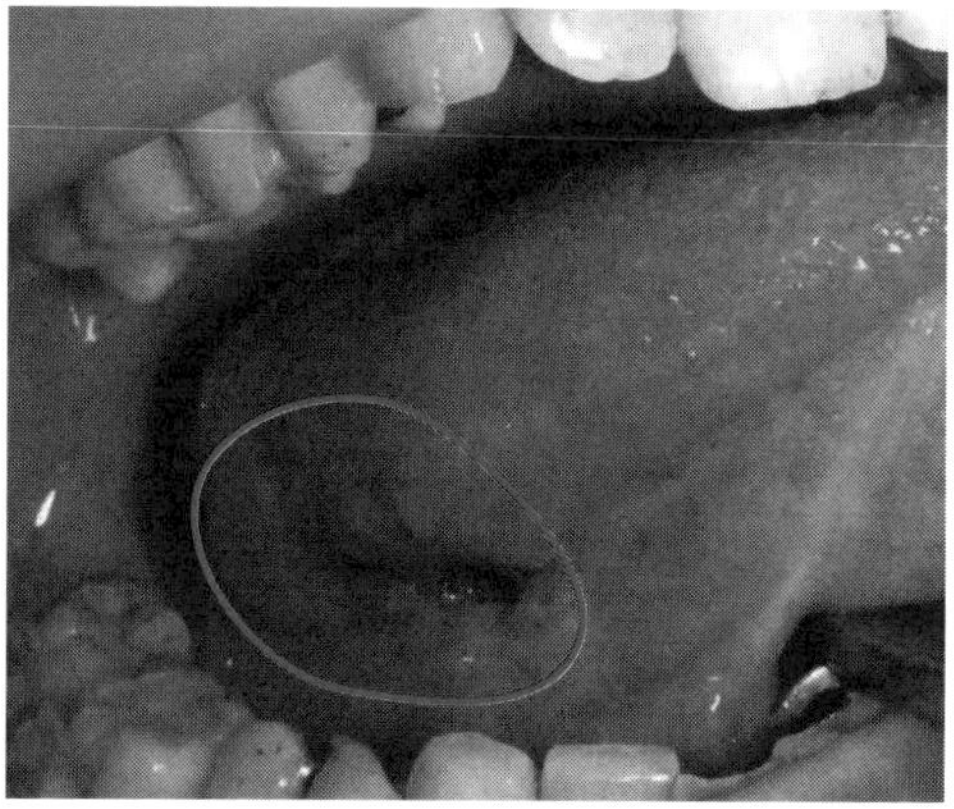

舌がん▶

右の赤線で囲んだ部分が舌がん。写真のような潰瘍（深い傷）のほか、盛り上がる場合や白や濃い赤に変わる場合もある

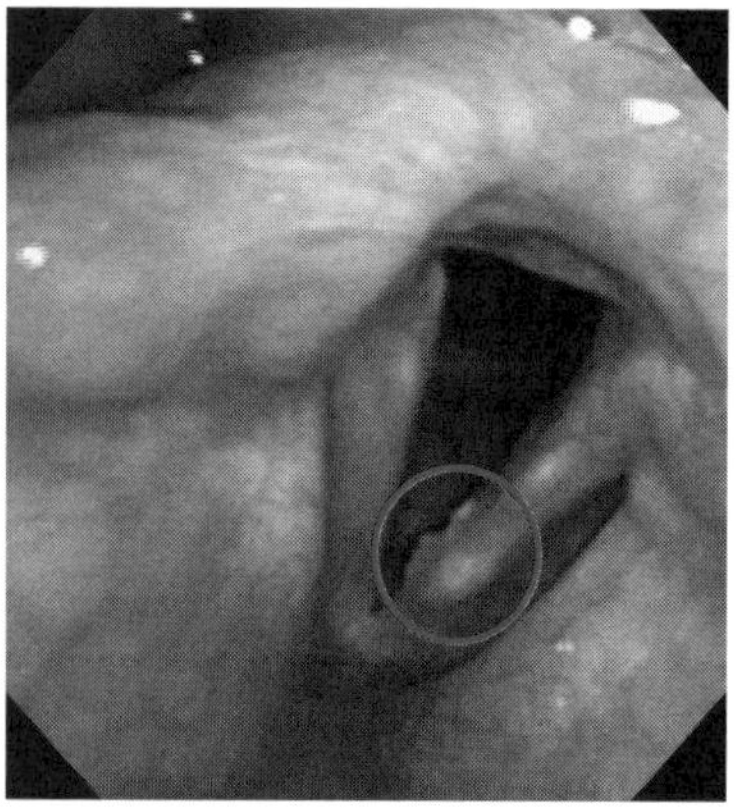

◀喉頭がん

左の赤線で囲んだ部分が、喉頭がん。ポリープなど良性の腫瘍は丸くツルツルしているが、がんのような悪性の腫瘍は写真のようにデコボコしている

初診のときに組織の採取までおこなう

口とのどは直接観察できる部分が多く、耳鼻咽喉科と頭頸部外科の医師は視診や触診によってがんかどうかの判断や進行度をある程度把握できます。首にしこりがあるような場合も触診で大きさや進行度を確認できます。直接見えない口やのど、鼻の奥は内視鏡（ファイバースコープ）で観察します。

このとき、診断を確定するための生検や細胞診に必要な組織は、器具を使ってその場で採取します。生検や細胞診でがん細胞が確認されれば、診断が確定します。

触診

舌は直接触れて、硬さや正常な部分との境目から、がんの深さや大きさを調べます。がんが進むと、リンパ節（→P36）に転移して石のようなしこりになります。首のリンパ節や甲状腺、耳の下からあごにかけて唾液腺があるあたりを手で触れ、しこりの有無や範囲を調べます。

多くはその日のうちに

生検・細胞診

最終的にはがん細胞の確認が必要です。舌や咽頭、喉頭の病変部から、組織を採取します。喉頭の病変部は全身麻酔で採取することもあります。リンパ節転移を調べる場合は、注射器でリンパ節の細胞をとります。

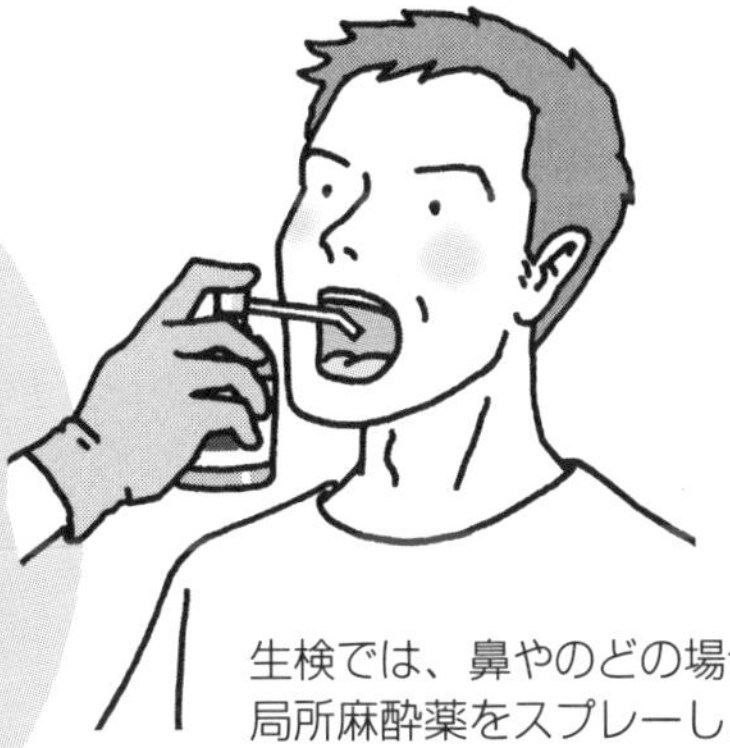

生検では、鼻やのどの場合、局所麻酔薬をスプレーし、ファイバースコープを入れる

ファイバースコープの先から小さなはさみ（鉗子《かんし》）を使って、病変部分を切り取る

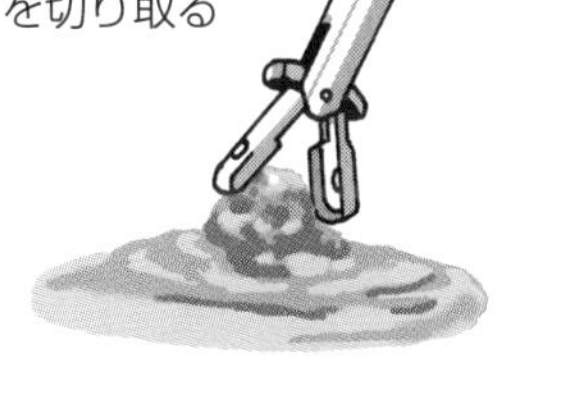

＋

中咽頭がんではウイルス検査もする

中咽頭がんは、HPV感染の有無で病期が異なります（→P37）。HPV感染にかかわる「p16」が、採取した組織にあるかを調べます。

1週間～10日程度

がんの確定診断

採取した組織を顕微鏡で調べ、がん細胞が確認されれば、がんだと診断が確定します。

くわしく調べる②

画像検査でがんの広がりや転移を調べる

視診や触診だけでは、がんの状態を客観的に把握することはできません。CTやMRIなどの画像検査は、がんの進行度や転移を調べるのに有効です。

進行の程度を調べる

がんの病期（進行度）は、原発部位の広さや深さ（深達度）と、リンパ節や別の臓器への転移の有無やその範囲によって決まります。これらを調べるために画像検査がおこなわれます。

広がり・転移

CT検査

体の横断面の画像を撮影することによって、がんの広がりをはじめ、リンパ節転移や遠隔転移の有無がわかります。全身を短時間で撮影できるので、全身の転移を調べるのにも適しています。

広がり・転移

MRI検査

CTとほぼ同じく、がんの広がりや転移の有無を確認できます。がんと正常な組織の区別がはっきり写り、CTとは異なる情報を得ることができます。ただ全身を撮影すると時間がかかるので、通常は範囲を限定して撮影します。

▼舌がんのMRI写真

矢印部分が舌がん。がんが白く写っていて、境目がわかりやすい

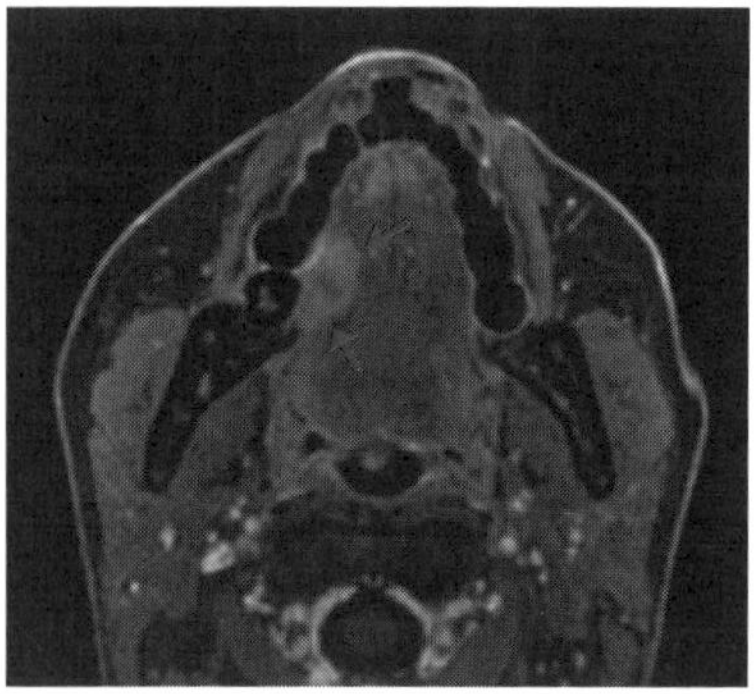

▼リンパ節転移のCT写真

下の写真は首の部分。赤線で囲んだ部分が、リンパ節転移。大きく腫れて、黒っぽく写っている

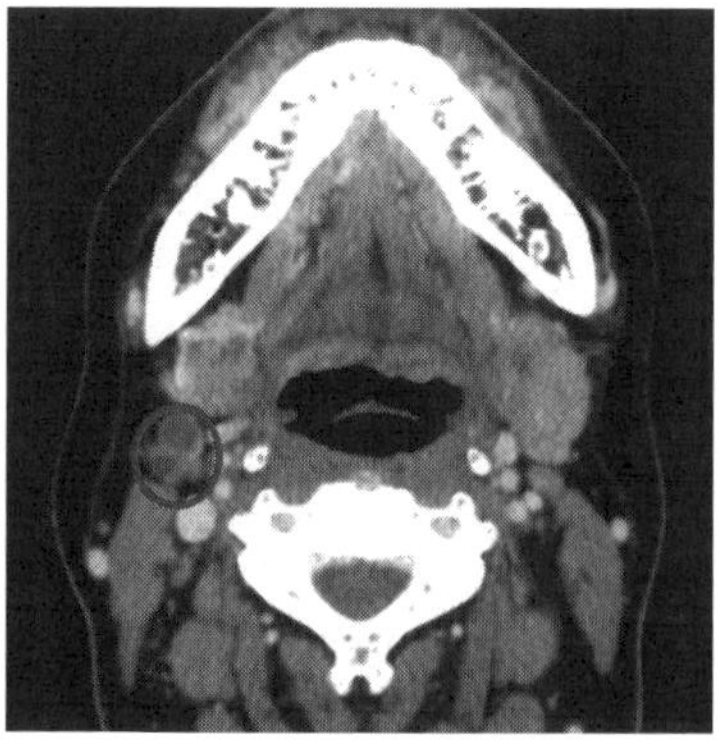

CT検査は治療中や治療後も頻回におこなう。過去の写真と比較して変化を見るのに重要。造影剤を使うとより鮮明になる

転移

PET-CT検査

「PET」という細胞の働きをみる検査とCTを組み合わせたもので、全身を撮影でき、リンパ節転移や遠隔転移を発見するのに有効です。ほかの画像検査で病期の判定が難しい場合におこなわれます*。治療後に経過観察をする際、再発の発見にも役立ちます（→P92）。

転移

胸部エックス線検査

肺への転移を調べるため、胸部を撮影します。大きな転移しかわからないので、もし異常があればCT検査でよりくわしく調べます。

広がり・転移

超音波検査

主にがんの位置や大きさ、深さがわかります。口内用の器具（プローブ）を使って舌がんを調べることがあります。のどのがんでは、頸部のリンパ節転移を調べる場合に、細胞診と併せておこなわれます。

▼PET-CT検査の写真

がん細胞は、正常な細胞よりもブドウ糖を多く取り込む。この性質を利用して、ブドウ糖を合成した検査薬を注射し、特殊な装置で撮影する。下の赤線で囲んだ部分のように、がんがあることがわかる

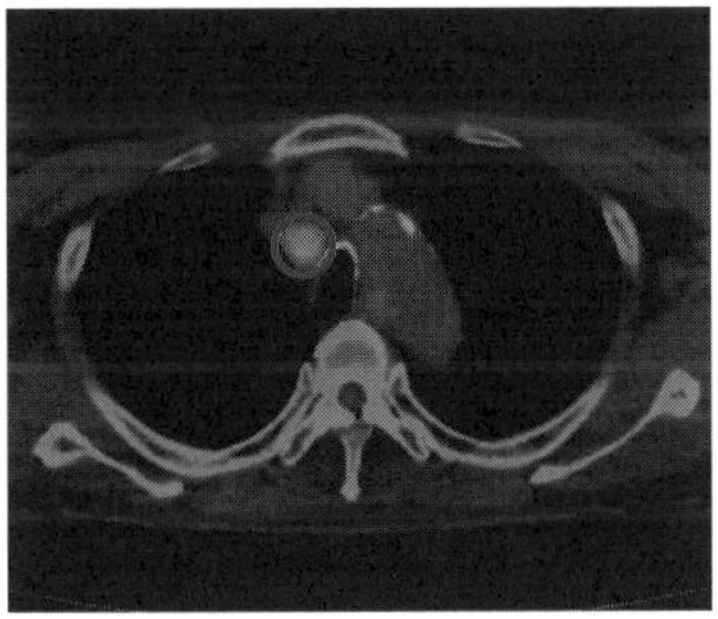

がんの広がりや転移の状態が今後を左右する

口やのどに限らず、がんは見えない部分に深く広くおよんでいたり、リンパ節や別の臓器に転移していたりすることが少なくありません。さらに全身どこにでも転移する可能性があり、口とのどのがんでは特に肺への転移が多くみられます。

がんの広がりや転移を発見するにはCTやMRI、エックス線などの画像検査をおこないます。がんが大きく、転移が多いほど進行しています。的確な診断には画像検査が必須です。

＊健康保険が適用されるのは、ほかの検査では病期診断、転移・再発の診断が確定できない場合のみ。該当しない場合は保険適用外

くわしく調べる③

食道や胃にもがんがないかを調べる

口とのどのがんの特徴として、転移ではなく、別の部位に同時にがんができていることがあります。それを見逃さないために検査の範囲を広げる必要があります。

別の部位に同時にがんができる

口とのどは、肺などの呼吸器や食道・胃などの消化管への入り口でもあり、さまざまな器官と隣接しています。そのため転移ではなく、同時にこれらの部位にもがんが発生しやすい特徴があります。

食道や胃も必ず内視鏡検査で調べる

口とのどのがんでは、ほかの部位に別のがんが同時にできているケースがあります。これを「重複がん」といいます。

重複がんで特に多いのが、食道や胃、肺のがんです。喫煙や大量飲酒の習慣がある人ほど、重複がんが起こる危険性が高いこともわかっています。

そのため、食道や胃、肺の検査も必須です。消化管の内視鏡検査と肺のエックス線検査を必ず受け、別のがんが発生していないか確認します。もし重複がんが見つかれば、専門の診療科と連携して治療します。

▼発生部位*

- 食道がん
- ほかの頭頸部がん
- 胃がん
- 肺がん

上記の4つの部位が、重複がんの8割を占めます。早期の頭頸部がん患者さんの死因は肺や食道・胃のがんが主なので、これらの検査は欠かせません。

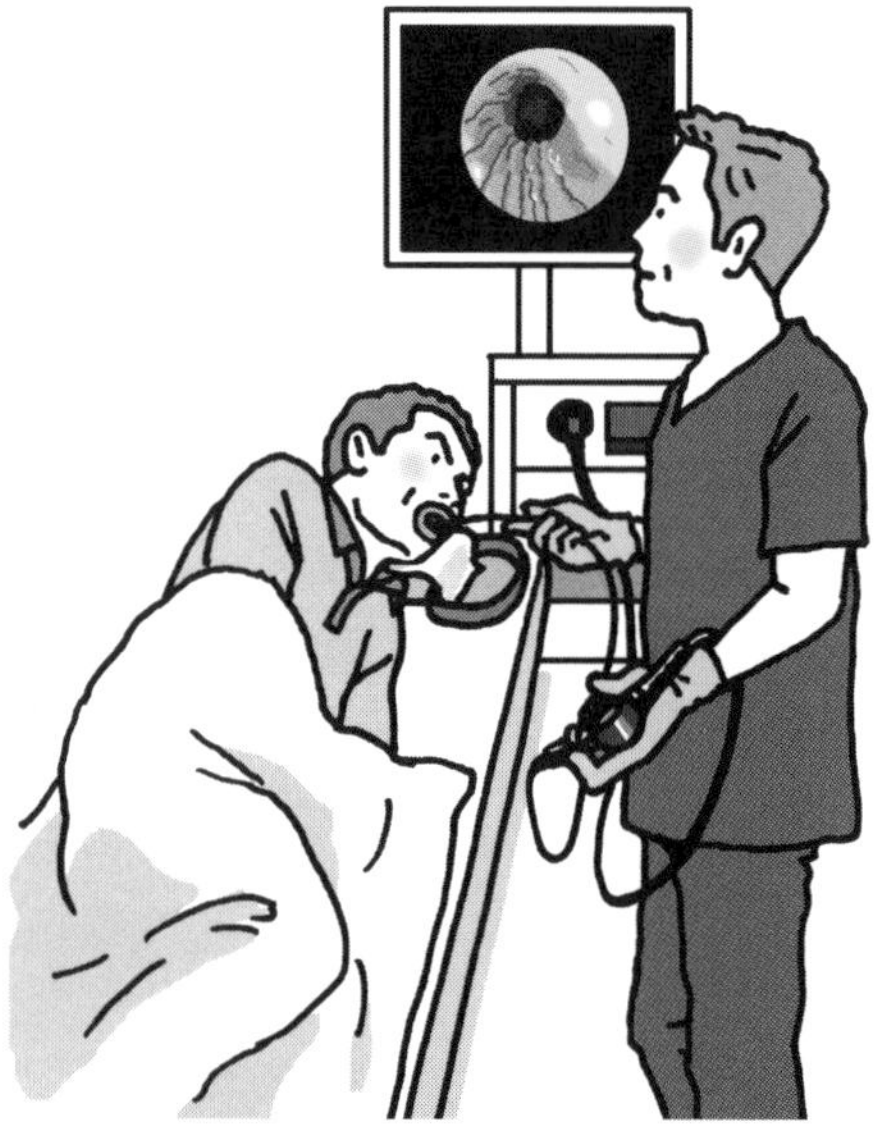

耳鼻咽喉科の内視鏡では、食道や胃までは見られない。必ず胃カメラ（上部消化器内視鏡）検査を受ける

＊日本頭頸部癌学会編『頭頸部癌診療ガイドライン2018年版』金原出版をもとに作成

▼重なりやすい部位*

下記のような組み合わせで、重複がんが起こりやすいことがわかっています。舌がんと咽頭がんが重複するなど、頭頸部どうしの重複も珍しくありません。

舌がん

- ●ほかの口腔がん
- ●咽頭がん
- ●食道がん

舌がんは、舌がん以外の口腔がんや咽頭がん、食道がんとの重複が多い。舌がん以外の口腔がんも食道がんと重複しやすい

喉頭がん

- ●食道がん
- ●口腔がん
- ●咽頭がん
- ●肺がん

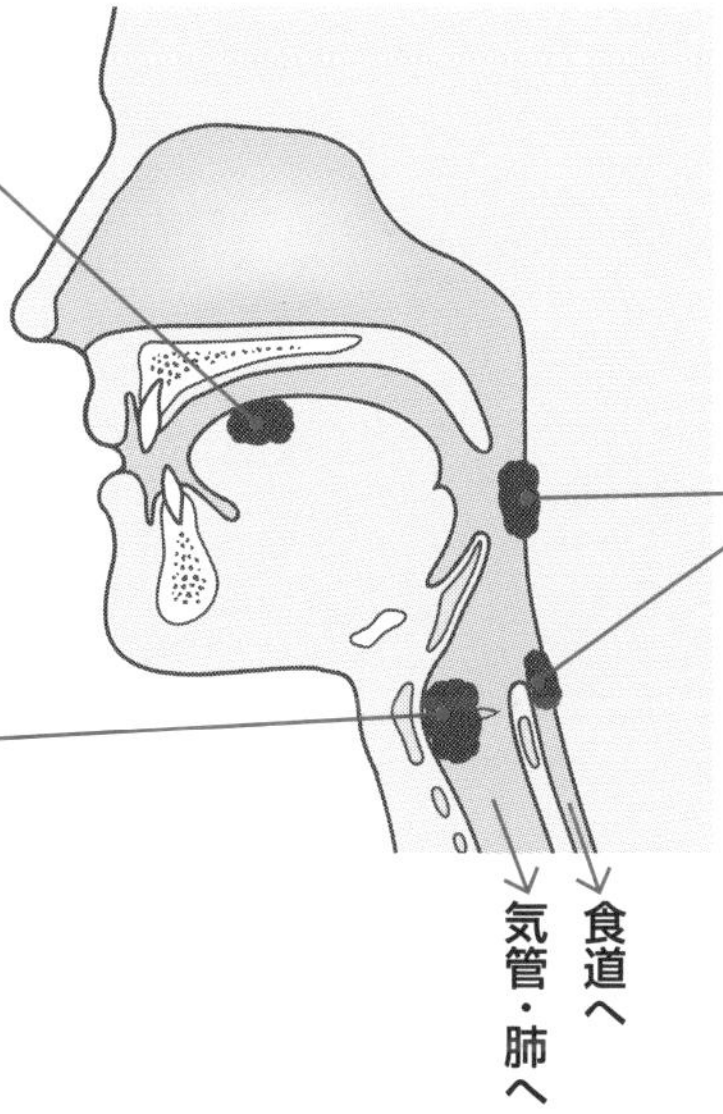

中・下咽頭がん

- ●食道がん
- ●口腔がん
- ●ほかの咽頭がん

下咽頭や中咽頭は、気管と食道の入り口に近い位置にあり、非常に重複がんが多い

理由①

大量飲酒+喫煙で起こりやすくなるから

口とのどのがんは、大量のお酒を飲む習慣がある人と喫煙の習慣がある人ほど危険性が高くなります。飲酒と喫煙は食道がんや肺がんなどでも重大な危険因子なので、がんが重複しやすくなります。

理由②

がんのタイプが同じだから

がんは発生する部位だけでなく、がん細胞の種類によっても、タイプが分類されます。タイプは生検や組織診によってわかります。口とのど、食道はいずれも「扁平上皮がん」という同じ細胞のがんが多く見られます。

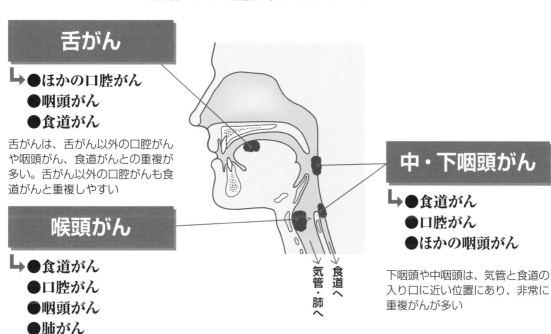

がんの広がりや転移から病期が決まる

病期とは、がんの進行度のことです。病期は治療方針を決めるうえでも重要で、がんの広がり、転移の有無などからＴＮＭ分類に当てはめて判定します。

TNM分類とは

TNM分類のうちＮとＭの条件は頭頸部がんでほぼ共通していますが、がんの広がりを示すＴ分類については、舌がんや咽頭がん、喉頭がんなど部位によって大きさや深度などの条件が異なります。

N

リンパ節転移

Ｎはlymph Nodes（リンパ節）からＮをとったもので、所属リンパ節転移の有無を示します。リンパ節転移がある場合は転移の数やサイズ、範囲によって分類されます。

T

がんの広がり

ＴとはTumor（腫瘍）の頭文字で、原発部位のサイズを示します。最大径が何mm以上か、どの程度深く浸潤《しんじゅん》しているかによって分類されます。

M

遠隔転移

Ｍ は distant Metastasis（遠隔転移）からＭをとったもの。原発部位から離れた部位や器官に、転移があるかないかによって分類されます。

各部位で異なる

- ▶口腔がん（舌がん）→P38
- ▶上咽頭がん→P40
- ▶中・下咽頭がん→P41
- ▶喉頭がん→P42

原発部位ごとに細かく決められています。大きさや深さに加え、がんが骨や筋肉、周囲の組織のどこまでおよんでいるかによります。

頭頸部がんのＭ分類

頭頸部がんのＭ分類は、すべて共通です。遠隔転移があるかないかで分かれます。

M0	遠隔転移なし
M1	遠隔転移あり

大きく2つに分かれる

▼中咽頭がん（p16陽性*）

p16陽性の中咽頭がんは、陰性に比べて将来的な経過が良いことがわかっています。そのためN分類が、陰性よりも低めに設定されています。

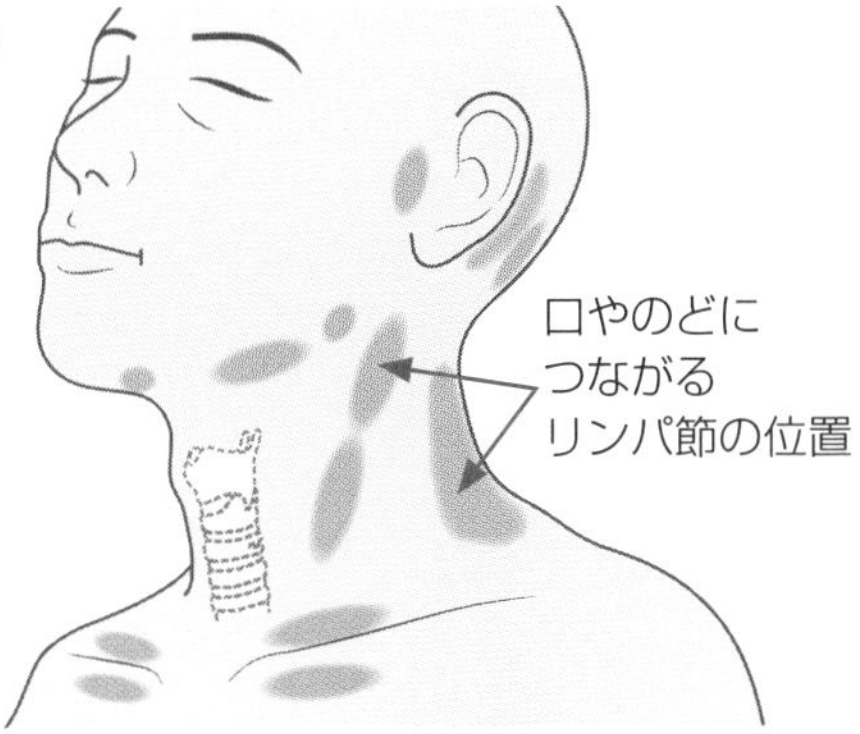

▼舌がん、中咽頭がん（p16陰性*）、下咽頭がん、喉頭がん

上記などの頭頸部がんで共通です（上咽頭がん→P40）。リンパ節転移が、がんと同じ側か両側か、そのサイズや数、リンパ節の外に出ているかで判定されます。

＊P41参照

N0	リンパ節転移なし
N1	がんと同じ側のリンパ節に転移があり、すべて6cm以下
N2	がんの反対側か両側のリンパ節に転移があり、すべて6cm以下
N3	6cmを超えるリンパ節転移がある

N0	リンパ節転移なし
N1	がんと同じ側のリンパ節に3cm以下の転移が1つで、リンパ節の外にがんが出ていない
N2 a〜c	がんと同じ側のリンパ節に6cm以下の転移が1つか（a）2つ以上ある（b）。両側またはがんと反対側のリンパ節に6cm以下の転移がある（c）。どれもリンパ節の外にがんが出ていない
N3 a〜b	6cmを超えるリンパ節転移があり、がんがリンパ節の外に出ていない（a）。リンパ節転移が1つ以上あり、リンパ節の外にがんが出ている（b）

部位ごとに病期の決め方が異なる

病期（ステージ）は、TNM分類によって決まります。Tはがんの広がり、Nはリンパ節転移の有無、Mは遠隔転移の有無のことで、それぞれの状態によって病期を判定します。

病期は、基本的にⅠ〜Ⅳ期の四つに大きく分けられます。舌がんや喉頭がんなど、それぞれの部位によって、分類の条件が少しずつ異なります。

病期が決まると今後がわかる

がんの病期がわかると、治療方針が決まり、今後の予測を立てやすくなります。

自分がこれから手術や放射線などのどんな治療を受けて、治療後はどうなるのか、そして治療のあとの生活や将来的な見通しも、ある程度わかるようになります。

舌がんの病期

がんの大きさと深さで四段階に分かれる

舌には味覚だけでなく、飲み込んだり発音したりする役割があります。がんによってこれらの機能に影響がおよぶため、病期の見きわめはとても重要です。

舌がんのT分類

T分類は、がんの大きさや広がり方、深さ（深達度）による区分けで、舌がんはT1～T4があります。T4はさらにT4a とT4bに分類されます。T1の1つ前に、粘膜にとどまる「Tis」という段階もあります。

T1		↔5mm以下 2cm以下	がんの最大径が2cm以下で、深さが5mm以下
T2		↔5mm超～10mm以下 2cm以下 2cm超～4cm以下 ↔10mm以下	がんの最大径が2cm以下で、深さが5mm超10mm以下。あるいは、最大径が2cm超4cm以下で、深さが10mm以下
T3		↔10mm超 2cm超～4cm以下 4cm超 ↔10mm以下	がんの最大径が4cmを超える、または深さが10mmを超える
T4	a	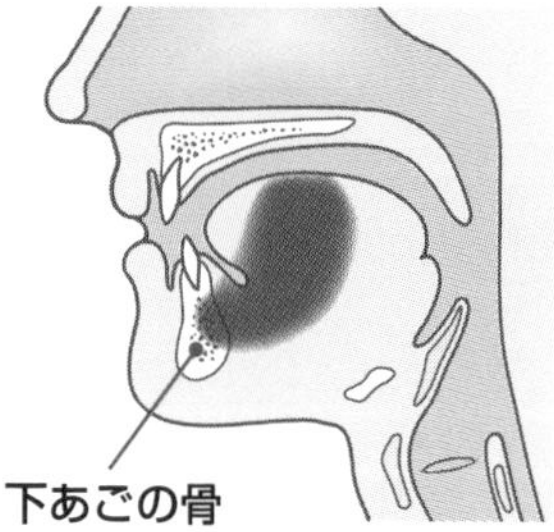	下または上あごの骨表面から深く浸みているか、上顎洞（副鼻腔のひとつ）に広がっている。または顔の皮膚におよんでいる
	b		噛むための筋肉と下あごの骨や神経、血管がある領域までがんが広がっているか、あごを動かす筋肉や頭蓋底にまで広がっている。または、がんが内頸動脈の周囲を囲んでいる

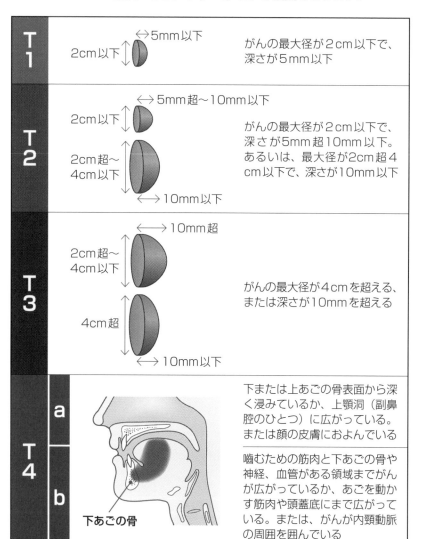

大きさだけでなく、深さも細かく分かれる

舌がんでは、がんの大きさだけでなく、どこまで深く広がっているかも重要です。

舌をよく観察すると厚みがあり、下あごとつながって動かせない部分もあることがわかります。見た目よりも深い部分まで、がんがおよんでいる可能性があるのです。

そのため、がんの深さが何ミリメートルあるのか、あるいは舌の近くにあるあごの骨にまで達しているのか、さらに骨を突き抜けた組織にまでおよんでいるのかなどによって、病期が大きく異なります。

舌がんの病期

TNM分類をもとに、大きくⅠ～Ⅳ期の４段階に分けられます。病期がわかると、自分の場合はどんな治療が必要なのか、治癒率や予後はどうなのかを推測できます。

▼舌がんの病期

舌がんのⅣ期は、さらに３段階に分類され、ⅣA期、ⅣB期、ⅣC期があります。遠隔転移がある場合（M1）は、TとNにかかわらずⅣC期となります。「0期」というごく早期のがんもあり、Tisが該当します。

	N0	N1	N2	N3
T1	Ⅰ期	Ⅲ期	ⅣA期	ⅣB期
T2	Ⅱ期	Ⅲ期	ⅣA期	ⅣB期
T3	Ⅲ期	Ⅲ期	ⅣA期	ⅣB期
T4a	ⅣA期	ⅣA期	ⅣA期	ⅣB期
T4b	ⅣB期	ⅣB期	ⅣB期	ⅣB期
M1	ⅣC期	ⅣC期	ⅣC期	ⅣC期

▼病期別５年生存率

下表は、2007～2011年に舌がんと診断された患者さんのうち、５年後まで生きていた人の割合（5年生存率）を病期別に示したものです。約10年前のデータですから、技術の進歩で生存率は少しずつ向上していると考えられます。将来を予測するときの参考になります。

病期	Ⅰ期	Ⅱ期	Ⅲ期	Ⅳ期
5年実測生存率*	87.9%	75.8%	58.6%	45.8%

（全国がんセンター協議会の生存率共同調査、2020年3月集計による）

＊実測生存率は、すべての死亡を計算に含めた生存率で、がん以外の原因で亡くなった人も含まれる。
高齢者が多いと実測生存率が低く見えるため、がん以外の死亡を除いて計算した「相対生存率」もある

咽頭がんは三つの部位で病期が異なる

咽頭がんは、上・中・下それぞれの部位によって病期が異なります。理由は、部位ごとに治療によって影響を受ける範囲が変わるからです。

上咽頭がんの病期

上咽頭は鼻の奥に位置し、近くに頭蓋内、首の骨（頸椎《けいつい》）、あごを動かす筋肉などがあります。がんが広がると、これらにも影響が出ます。

▼T分類

がんが上咽頭がんにとどまっているか、ほかの部位にどこまで及んでいるかが重要です。

T1	がんが上咽頭にとどまっている。または、中咽頭や鼻腔に広がっているが、咽頭を超えて外側に広がっていない
T2	がんが咽頭を超えて外側に広がっている。または、あごを動かす筋肉や、頸椎の前側にある筋肉に広がっている
T3	がんが頭蓋底や頸椎、あごを動かす筋肉と頭蓋底がつながる部分に広がっている。または、副鼻腔に広がっている
T4	がんが頭蓋内に広がっている。または、脳神経、下咽頭、眼窩《がんか》、耳下腺に広がっている。がんがあごを前方に引く筋肉の外側表面を超えている

▼N分類

リンパ節転移が輪状軟骨（声帯の下側にあり喉頭の土台となる軟骨）の上か下か、またリンパ節転移のサイズなどで判定されます。

N0	リンパ節転移なし
N1	輪状軟骨の端より上側で、片方の首または咽頭の背側のリンパ節に、6cm以下の転移がある
N2	輪状軟骨の端より上側で、両側の首のリンパ節に、6cm以下の転移がある
N3	首のリンパ節に6cmを超える転移がある。または輪状軟骨の端より下にがんが広がっている

病期▶

病期は、Ⅰ～Ⅳ期の4段階に分けられます。上記のT分類とN分類、M分類によって決まります。遠隔転移があると（M1）、TとNにかかわらずⅣB期になります。

	N0	N1	N2	N3
T1	Ⅰ期	Ⅱ期	Ⅲ期	ⅣA期
T2	Ⅱ期	Ⅱ期	Ⅲ期	ⅣA期
T3	Ⅲ期	Ⅲ期	Ⅲ期	ⅣA期
T4	ⅣA期	ⅣA期	ⅣA期	ⅣA期
M1	ⅣB期	ⅣB期	ⅣB期	ⅣB期

咽頭は部位によって性質が異なる

咽頭は、鼻の奥からのどの奥までと広範囲であるため、上咽頭・中咽頭・下咽頭の三つの部位に分けられています。

部位ごとに隣接する器官や筋肉、骨が違い、治療によって受ける影響もさまざまです。そのため、病期も部位によって異なるのです。さらに、中咽頭がんではウイルス感染が原因の場合と、そうでない場合でも病期が違います。

中・下咽頭がんのT分類

中咽頭がんの病期を判定するには、生検時のウイルス検査が必要です（→P31）。下咽頭がんは位置的に喉頭に近く、喉頭の動きや機能も病期に関係します。「p16陰性」の中咽頭がんの病期判定は、下咽頭がんや喉頭がんと共通です（→P43）。

▼中咽頭がん(p16陰性)の場合

下記は、生検時のウイルス検査で「p16陰性（感染なし）」だった場合のT分類です。「p16陽性（感染あり）」の場合は、下記T４のabの区分がありません。病期判定も陰性の場合と異なります（→P43）。

▼下咽頭がんの場合

がんのサイズと、下咽頭にとどまっているかどうかがポイントです。喉頭や食道、頸動脈周囲にまでおよぶと病期が進みます。

がんの最大径が２cm以下	T1	がんが下咽頭の一部にとどまっている。がんの最大径が２cm以下
がんの最大径が２cmを超えるが４cm以下	T2	片側の喉頭の動きは正常で、がんが下咽頭の一部を超えているか、隣接部位に広がっている。または片側の喉頭の動きは正常で、がんの最大径が２cmを超えるが４cm以下
がんの最大径が４cmを超える。またはがんが喉頭蓋の舌側の面に広がっている	T3	がんの最大径が４cmを超える。または、片側の喉頭が固定している。または、がんが食道粘膜にも広がっている
喉頭、舌の深部の筋肉、あごを引き上げる筋肉、硬口蓋、あごの骨のいずれかにがんが広がっている	T4 a	のどぼとけの軟骨、輪状軟骨、舌を支える骨、甲状腺、食道や頸部の周囲の組織のいずれかにがんが広がっている
あごを動かす筋肉と頭蓋底がつながる部分、上咽頭の側壁、頭蓋底のいずれかにがんが広がっている。または、がんが頸動脈の周囲を囲んでいる	T4 b	がんが頸椎の前側にある筋肉の膜に広がっている。または、頸動脈の全周を囲んでいるか、縦隔に広がっている

喉頭がんは声帯の動きも病期にかかわる

喉頭は空気の通り道だけでなく、声を出す役割もあります。そのため、がんが進むほど声を出す機能に大きく影響します。

喉頭がんのT分類

喉頭がんは、がんが声帯か、その上下にあるかによって分類され、病期も異なります。下表は、声門にがんができた場合の分類です。

T1	a	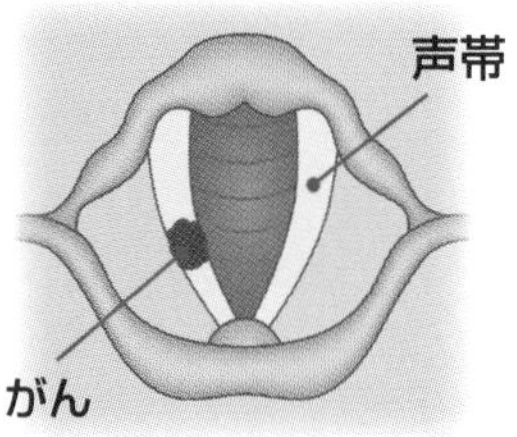	a 声帯の動きが正常で、がんが片側の声帯にとどまっている
T1	b		b 声帯の動きが正常で、がんが声帯の両側に広がっている
T2		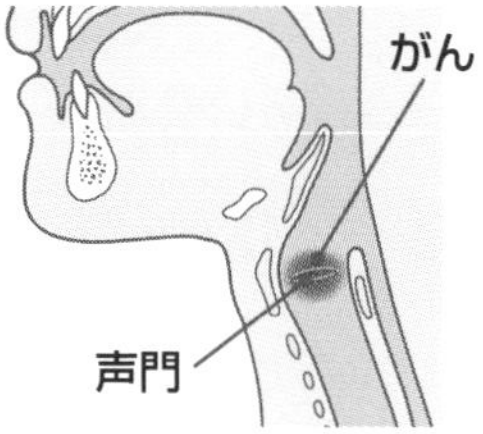	がんが声門の上や下まで広がっているか、がんによって声帯の動きが制限されている
T3		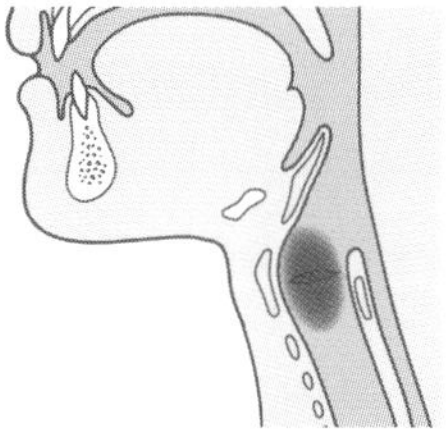	声帯の動きが固定し、がんが喉頭内に広がっている。または声帯横のすきまや甲状軟骨の内側に広がっている
T4	a	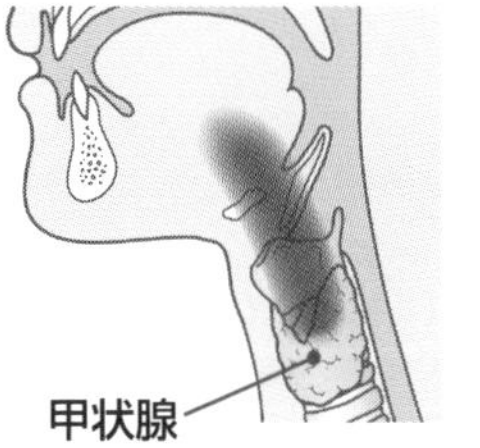	a がんが甲状軟骨を超えている。または、気管や舌の筋肉・組織、首の前側の筋肉、甲状腺、食道などの喉頭外にも広がっている
T4	b		b がんが頸動脈の周囲を取り囲んでいる。または首の骨の前側にある筋肉とのすきまや縦隔にも広がっている

▼中咽頭がん（p16陰性）・下咽頭がん・喉頭がんの病期

原発がんやリンパ節転移が大きいほど、病期も進みます。遠隔転移があると（M1）、TとNにかかわらずⅣC期になります。

	N0	N1	N2	N3
T1	Ⅰ期	Ⅲ期	ⅣA期	ⅣB期
T2	Ⅱ期	Ⅲ期	ⅣA期	ⅣB期
T3	Ⅲ期	Ⅲ期	ⅣA期	ⅣB期
T4a	ⅣA期	ⅣA期	ⅣA期	ⅣB期
T4b	ⅣB期	ⅣB期	ⅣB期	ⅣB期
M1	ⅣC期	ⅣC期	ⅣC期	ⅣC期

▼中咽頭がん（p16陽性）の病期

p16陽性の中咽頭がんは、陰性の場合（上記）より、病期も低めに設定されています。現在治療法の区別はありませんが、p16陽性の中咽頭がんに対して、体の負担がより少ない治療法の研究も進んでいます。

	N0	N1	N2	N3
T1	Ⅰ期	Ⅰ期	Ⅱ期	Ⅲ期
T2	Ⅰ期	Ⅰ期	Ⅱ期	Ⅲ期
T3	Ⅱ期	Ⅱ期	Ⅱ期	Ⅲ期
T4	Ⅲ期	Ⅲ期	Ⅲ期	Ⅲ期
M1	Ⅳ期	Ⅳ期	Ⅳ期	Ⅳ期

中・下咽頭がんと喉頭がんの病期

p16陰性の中咽頭がんと下咽頭がん、喉頭がんは、T分類は異なりますが、リンパ節転移のN分類と遠隔転移のM分類は同じです。病期区分も左記のように共通です。

▼喉頭がんの病期別5年生存率

将来の予測には、5年生存率（→P39）が参考になります。下表は、2007～2011年に喉頭がんと診断された患者さんの5年生存率を病期別に示したものです。

病期	Ⅰ期	Ⅱ期	Ⅲ期	Ⅳ期
5年実測生存率＊	85.6%	76.9%	65.5%	42.2%

（全国がんセンター協議会の生存率共同調査、2020年3月集計による）

＊P39参照

病期がわかると将来の予測もわかる

自分のがんの病期を知ることは、今後の治療方針を正しく理解するうえで重要です。病期ごとに将来の予測を知る目安にもなります。将来の予測には、五年生存率が参考になります。がんの部位や病期ごとに統計が出ているので、自分の病期がわかったら調べてみましょう。

治療の決め方①

病期が決まると受けられる治療がわかる

がんでは、病期や部位などによって最も適した治療があります。これを「標準治療」といい、口とのどのがんでも、それぞれ標準治療があります。

病期別の主な治療法

治療法には大きく分けて、がんを切除する「手術」、がんに放射線を当てる「放射線療法」、抗がん剤を使う「化学療法」の3つがあります。根治を目指す場合は、手術か放射線療法が必要です。がんの原発部位ごとに、選び方に特徴があります。

III	IV
化学放射線療法	
手術をおこないます。切除部分の断面にがん細胞があった場合やがん細胞がリンパ節の外に出ていた場合、手術後に補助として、抗がん剤と放射線を併用した化学放射線療法をおこなうことがあります。	
	化学療法
病期が進むと、抗がん剤と組み合わせた化学放射線療法がおこなわれます。化学放射線療法の前後に、化学療法だけをおこなうこともあります。	
手術 または **化学放射線療法**	
化学放射線療法をおこないます。または先に頸部リンパ節転移を切除し、そのあと化学放射線療法をおこなうこともあります。化学放射線療法が難しい場合は手術です。下咽頭がんで喉頭の全摘が必要な場合、声を残すために導入化学療法と化学放射線療法も検討されます。	
手術 または **化学放射線療法**	
進行するほど、根治のためには全摘が必要になる可能性が高くなります。声を残すなら導入化学療法や化学放射線療法をおこない、効きが悪い場合やがんが残っている場合は全摘が必要です。	

がんの部位と病期ごとに適した治療法がある

がんの治療法には、手術や放射線療法、化学療法があります。どの治療をおこなうかは、がんのある部位と病期によって選択肢がしぼられます。信頼できて、最も適した治療を「標準治療」と呼びます。

口とのどのがんでも、原発部位とその性質、病期に応じて治療法が決まります。

治療は、できるだけ体への負担が少ない方法を選びたいところです。しかし、病期が進むほど手術での切除範囲は大きくなり、放射線の照射範囲は広くなり、抗がん剤の併用も考慮されます。治療効果は高いけれど体への負担も大きい、いわば「強い治療」が必要になります。

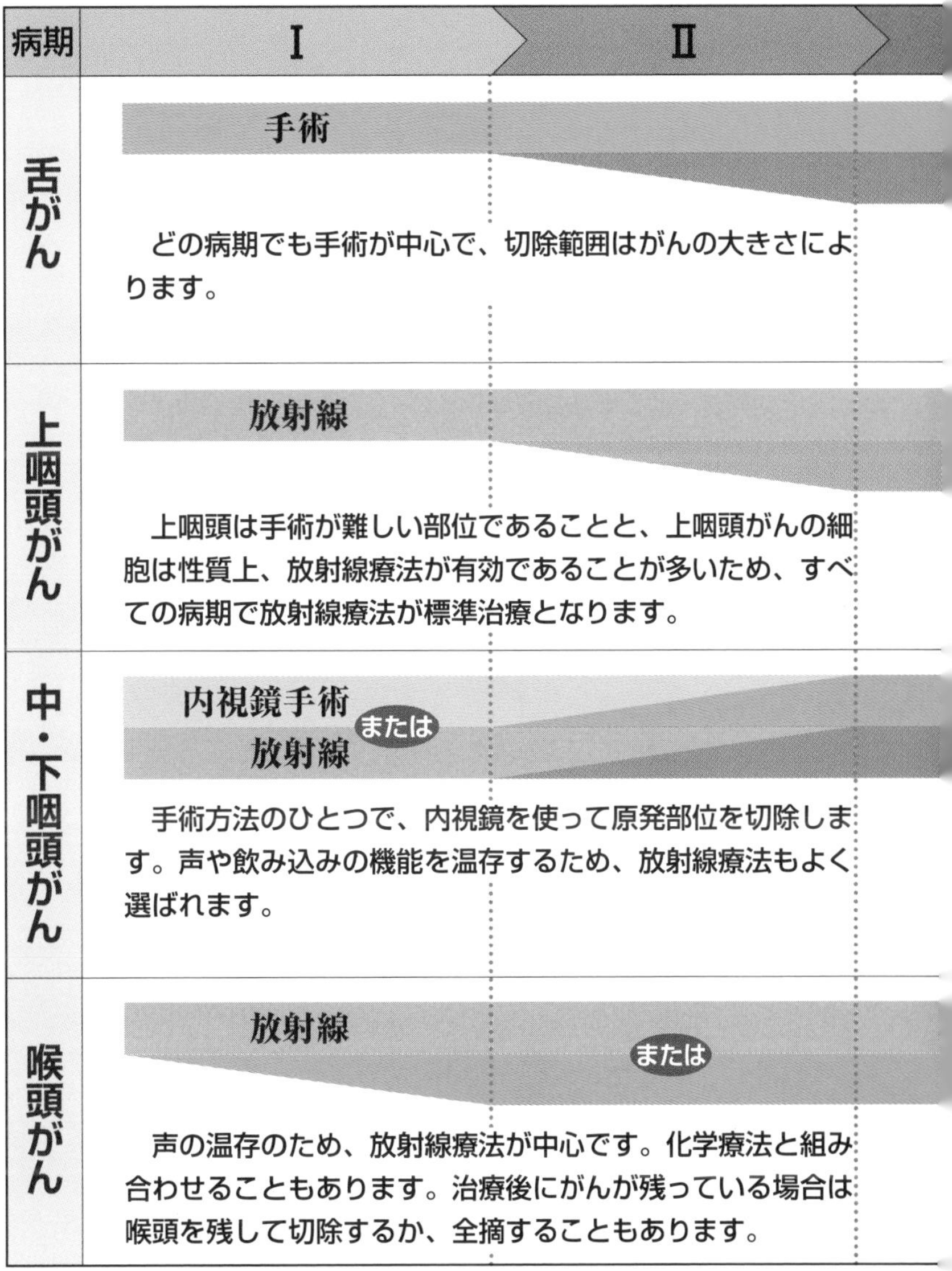
病期
I
II
舌がん
手術
どの病期でも手術が中心で、切除範囲はがんの大きさによります。
上咽頭がん
放射線
上咽頭は手術が難しい部位であることと、上咽頭がんの細胞は性質上、放射線療法が有効であることが多いため、すべての病期で放射線療法が標準治療となります。
中・下咽頭がん
内視鏡手術
または
放射線
手術方法のひとつで、内視鏡を使って原発部位を切除します。声や飲み込みの機能を温存するため、放射線療法もよく選ばれます。
喉頭がん
放射線
または
声の温存のため、放射線療法が中心です。化学療法と組み合わせることもあります。治療後にがんが残っている場合は喉頭を残して切除するか、全摘することもあります。

治療の決め方②

治療後をイメージする。医療費の支援も利用

治療は、根治の可能性と術後の機能障害を比べて検討します。お金の不安も減らして、治療に臨みましょう。

治療と生活のバランスをとる

同じ病期でも個人によって選べる治療法は異なります。年齢や体力、持病の有無、職業、家族構成などを考慮し、治療と生活の両方のバランスがとれる道を探っていきます。治療法を十分に納得して受けましょう。

残せる機能と治療に耐えられる体力

根治を優先すると、食事や会話の機能が大幅に損なわれる可能性があります。根治を目指す治療は体への負担も大きくなりがちで、それに耐えられるだけの体力が必要になります。

根治できる可能性

自分にとってどうしても残したい機能があるとき、機能を温存すると根治の可能性が下がることがあります。根治か、機能を残すほうを優先するのかよく考えます。

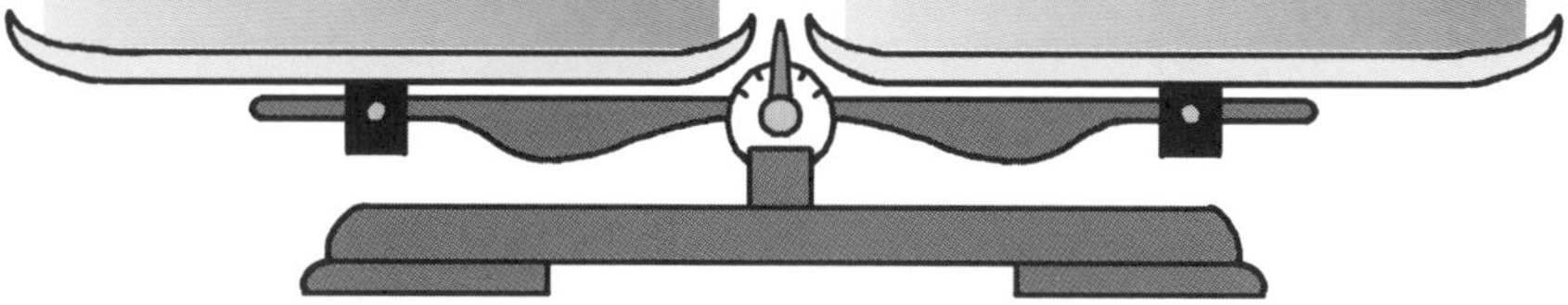

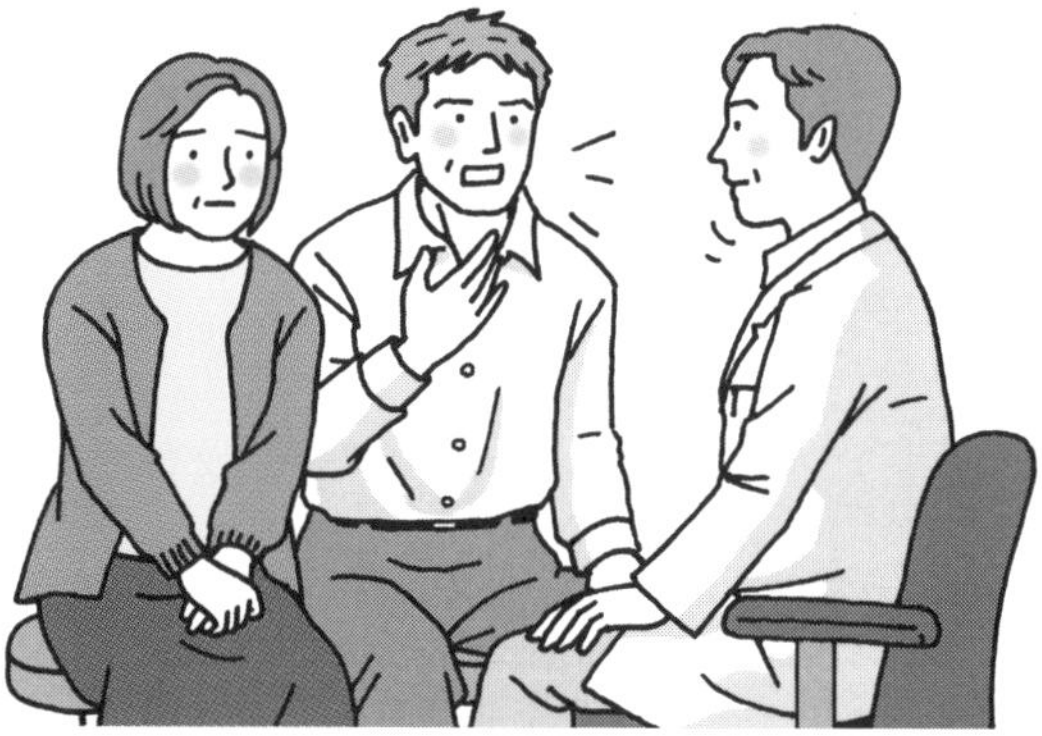

患者さんの暮らしは千差万別。医師に自分の生活をくわしく話すことで、医師も治療法を検討しやすくなる

治療によって失う機能と残せる機能がある

口とのどには呼吸をはじめ、食べる・話すなど人として生きるための機能が集中しています。口とのどのがんでは個人差はあ

るものの、治療でこうした機能が低下したり失われたりします。
命は最優先ですが、医師から提案された治療法のうち、自分にとって最適なものはどれか、よく考える必要があります。
医療費の支援もあるので利用しましょう。

治療の費用と利用できる制度

医療費は、健康保険の限度額適用認定証を利用すれば減額されます。治療法が決まり次第、健康保険組合の窓口で申請します。民間の生命保険やがん保険に入っている人は保険会社に連絡を。医療費控除も受けられるので、自治体の税務署に問い合わせましょう。

医療費

- 検査費
- 診察費
- 手術費、放射線治療費
- 薬代
- 入院費（入院基本料）

治療に直接必要な費用は、健康保険が適用される

＋

そのほか

- 通院のための交通費
- 診断書などの文書代
- 入院中の日用品や寝具代
- 入院中の食事代
- 差額ベッド代（個室利用者）

差額ベッド代などの費用は、健康保険が適用されない

例 下咽頭がんの下咽頭喉頭全摘手術＋再建手術（69歳以下、年収500万円の場合）

3割負担

約135万円

下咽頭喉頭全摘手術と再建手術は、頭頸部がんのなかで医療費が最も高額

→ **限度額適用認定証があると**

約12万円* ×2ヵ月＝約24万円

↑ 自己負担額がこれだけで済む

限度額適用認定証は、年齢や年収によって自己負担限度額が異なり、1ヵ月ごとに申請が必要です。限度額適用認定証の申請が間に合わず治療後に申請する場合は、高額療養費制度が使えます。

ケーススタディ

Aさん（男性、58歳、下咽頭がんⅣ期）

Aさんは事務機器の営業職です。主治医からは下咽頭喉頭全摘手術を提案されましたが、仕事で会話が重要なので、化学放射線療法と迷っていました。主治医から手術後もシャント発声（→P85）で会話できると説明を受け、手術を決断しました。会社には治療前に相談し、術後は診断書も提出して、治療前と同様の仕事に戻ることができました。

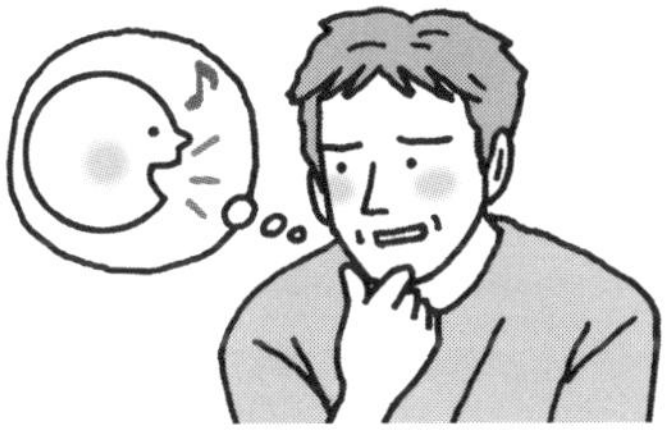

病期が進んでいると食事や声への影響は避けられない。術後の生活をイメージして考えよう

＊1ヵ月につき、80,100＋（総医療費－267,000）×1％

COLUMN

喫煙者は喉頭がんの検診を受けよう

症状がないことも多いので検診を受けたい

胃や大腸、肺などのがんは、自治体の対策型がん検診の項目に含まれます。しかし頭頸部がんは、ほとんどの自治体で対象外なので、発見が遅れがちです。

頭頸部がんの症状はほかの病気と紛らわしく、ほとんど現れない場合があるのも厄介な点です。早期発見のためには自主的な検診が欠かせません。

特に、喫煙者と大量飲酒をする人は検診を受けたいところです。どちらも頭頸部がんの重大な危険因子だからです。しかも、こうした人が頭頸部がんになると、別の部位の頭頸部がんや食道・胃のがんも重複しやすいことがわかっています。

医療機関では人間ドックや「喉頭がん検診」、歯科では「口腔がん検診」などの名称で、口腔や鼻、のどのがん検診を実施しています。ぜひ利用しましょう。

例 対象となる人（喉頭がん検診）

- **板橋区**…50歳以上の人
- **大田区**…40歳以上で、喫煙者・過去に喫煙していた人・身近に喫煙者がいる人など
- **港区**……40歳以上で、喫煙指数（1日の喫煙本数×喫煙年数）が600以上の人など

上記は、東京都の喉頭がん検診の対象者。対象者は自治体から受診券をもらい、医療機関へ予約を入れて受診する。喉頭がん検診では、主に問診と視診（内視鏡含む）がおこなわれる

自治体によっては検診費の補助があることも

検診は、人間ドックと同じく基本的に全額自費ですが、一部の自治体では年齢や喫煙者など一定の条件に合う場合に、検査にかかる費用の一部を補助してもらえます。条件は各自治体によって異なります。

検診の対象にあてはまる場合は、指定の医療機関で検査を受けられます。住んでいる自治体の役所に問い合わせてください。

第3章

口のがんの治し方

口のがんの治療法は、手術が基本です。
がんと首のリンパ節を切除します。がんが大きいと切除する範囲も広くなり、
術後の食事や会話に支障をきたします。
「再建」という技術で、切除した部位を新しく作り直します。

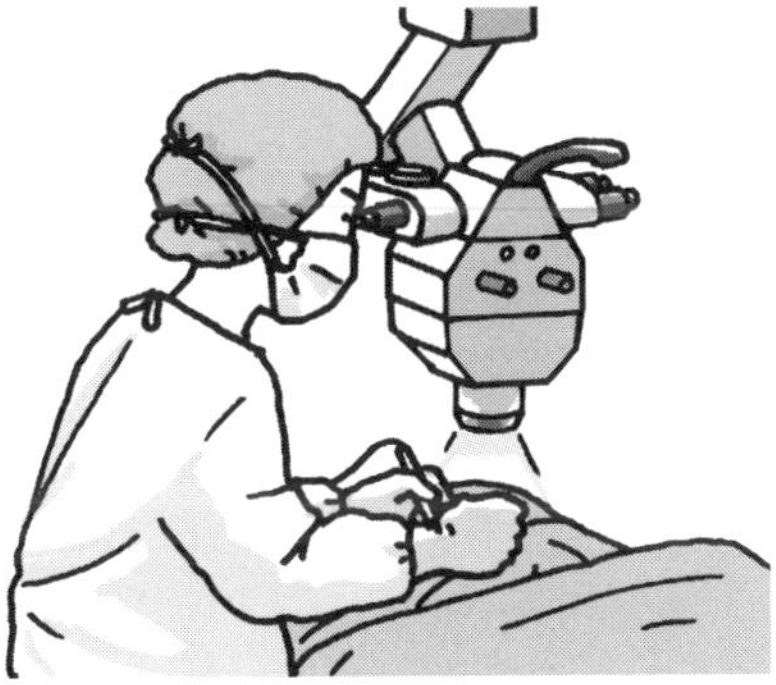

手術が中心で放射線や抗がん剤は補助

舌がんは手術でがんを切除するのが基本です。がんを取りきれなかったときや再発のリスクが高いときには、補助として放射線と抗がん剤を使って治療します。

どの病期でも手術をおこなう

舌がんを含め、ほとんどの口腔がんは扁平上皮がんというタイプです。このタイプは手術で切除するのが基本で、どの病期でも手術します。病期によって、切除範囲と、術後に放射線や抗がん剤を加えるかどうかという点が異なります。

必要に応じて

手術療法

がんがある部分を手術で切除します（→P52）。リンパ節に転移している場合はリンパ節とその周囲も切除します。術前にリンパ節転移がないと判断されても、将来的に転移が起こる可能性が高い場合は予防的に切除します。

▼手術後の機能低下

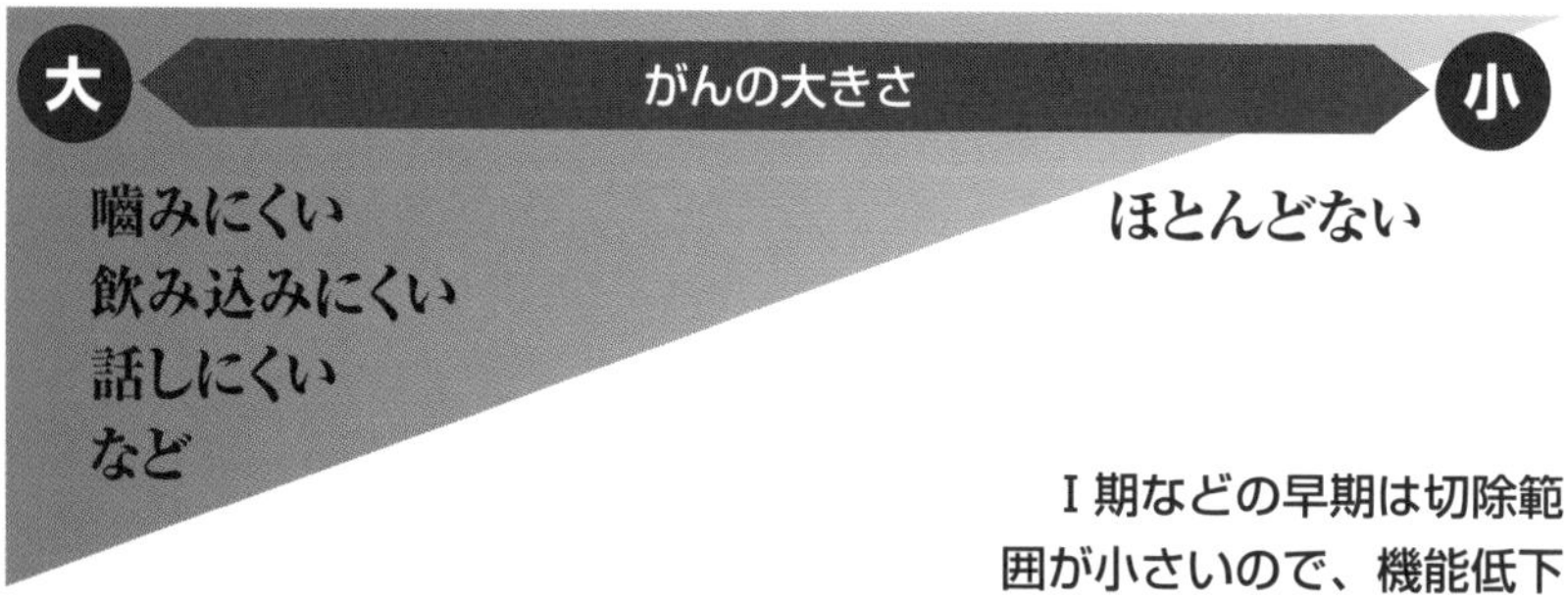
大
がんの大きさ
小
噛みにくい
飲み込みにくい
話しにくい
など
ほとんどない

切除によって舌の動かし方が変わります。口の中で食べ物を移動させるのが難しく、食べ物を噛む・飲み込む動作がスムーズにできなくなります。「構音《こうおん》障害」といって、言葉を正確に表現しにくくなります。

Ⅰ期などの早期は切除範囲が小さいので、機能低下はほとんど起こりません。切除範囲が大きくなるほど、機能低下が起こります。

口の「食べる・話す」機能をどれだけ保てるかが重要

　舌がんの治療は、手術が最初に選択されます。がんのある部位を中心に切除し、同時に首のリンパ節も周囲の組織ごと切除します。リンパ節切除は転移がある場合だけでなく、将来リンパ節転移が起こる危険が高い場合にもおこなわれます。

　舌の切除範囲はがんの進行度に応じます。大きく広い範囲を切除すれば、それだけ機能障害も残ることになります。

　口には食べる、話すといった人としての重要な機能があります。特に食べることは、生きるうえで不可欠です。そのため、舌の再建手術やリハビリによって、できるだけ機能の回復を図ります。

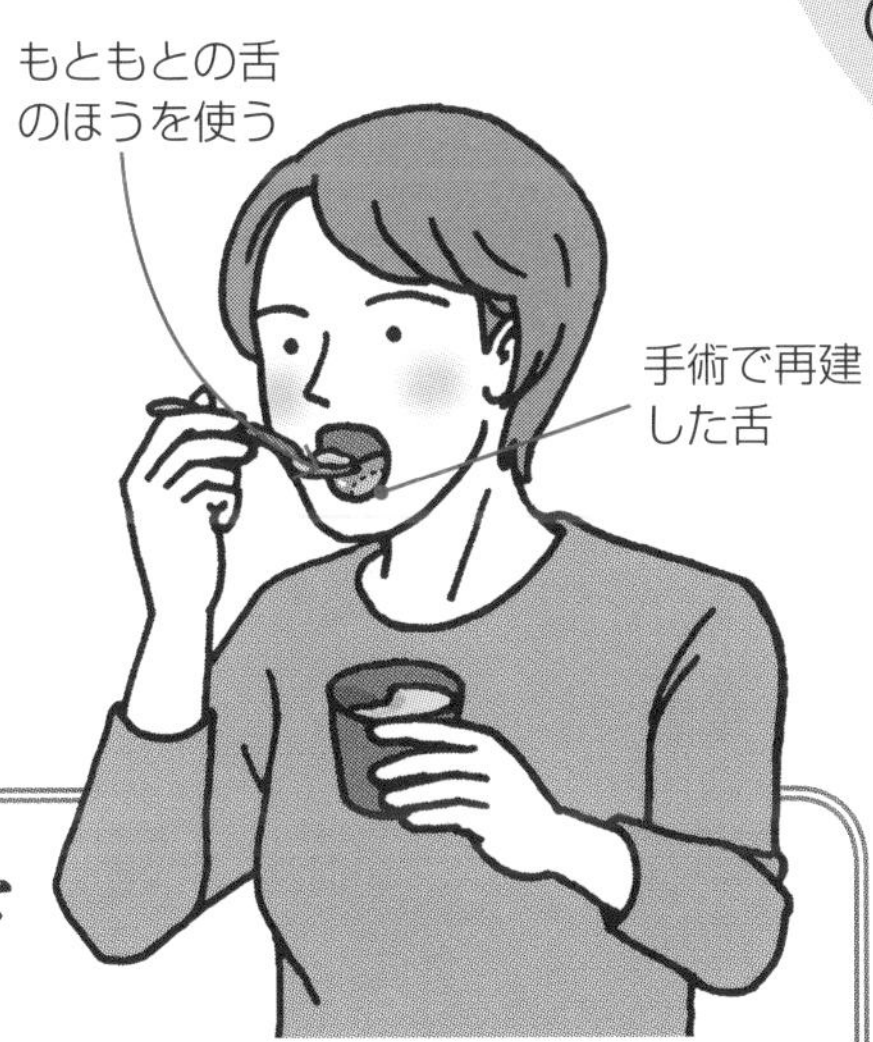
もともとの舌のほうを使う
手術で再建した舌

再建した舌は動かし方が変わる。リハビリで、もとの舌を生かす方法を身につける。味覚は残った舌などでわかる

年齢や体の状態をもとに考える

　手術が基本ではありますが、患者さんの年齢や体力、持病の有無などに応じて治療法を選択します。治療には体への負担があり、再建手術や術後のリハビリも必要です。それらに耐えられるかどうかがポイントです。

化学放射線療法

　舌がんでは、術後に補助的におこなわれます。手術でがんを取りきれなかった場合や、再発のリスクが高い人が対象です。放射線と抗がん剤を併用します（→P58）。

▼化学放射線療法後の機能低下

唾液が出にくい
口を開きにくい
嚙みにくい
飲み込みにくい　など

　放射線を照射すると、副作用で唾液の分泌が減るため、食べ物が口の中でまとまらず、嚙んだり飲み込んだりする動作に影響がおよびます。

病期別の手術

がんが進むほど舌を切る範囲が広くなる

舌がんの手術では、どの程度切除するかは病期によって決まります。進行して、がんが広く、深くおよんでいれば切除範囲も広くなります。

周囲の正常な部分もいっしょに切除する

がんの原発部分では、検査ではわからない部分にもがん細胞が広がっている可能性があります。手術でがんを切除するとき、根治性を高めるために、周囲の正常な部分も切除します。

これを「安全域」といいます。

安全域は、肉眼の場合、がんの原発部分から一〇ミリメートル以上と設定され、これに応じて切除範囲が決まります。切除する範囲が広くなるほど、術後に起こる機能低下や後遺症は強くなります。

病期別の主な切除範囲

切除範囲によって部分切除、半側切除、亜全摘、全摘に、大きく分けられています。周囲の骨や組織などにもがんがおよんでいれば、その部分も切除することになります。

舌がんでは首のリンパ節転移を起こす確率が高いので、リンパ節の切除も考慮します。

Ⅰ・Ⅱ期

舌部分切除

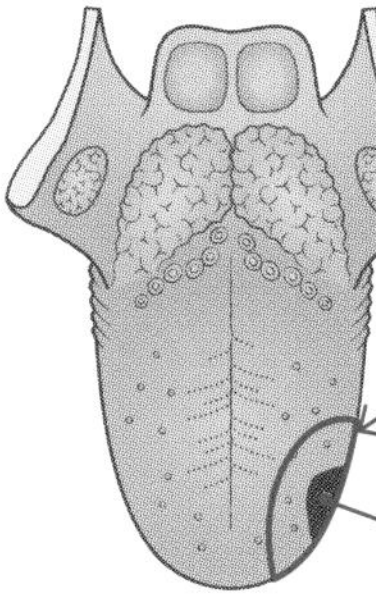

主にⅠ～Ⅱ期、T分類でいうとT1～T２程度とがんが小さい場合は、「部分切除」といって舌可動部の一部を切除します。切除範囲が小さく、飲食や発音にほとんど影響しないですみます。

がんが小さければ、首の手術が不要なことも

舌がんでは、首のリンパ節を切除する「頸部郭清術(→P55)」も検討します。がんが粘膜にとどまる場合や筋肉に深くおよんでいない場合は、頸部郭清術が不要と判断されることもあります。

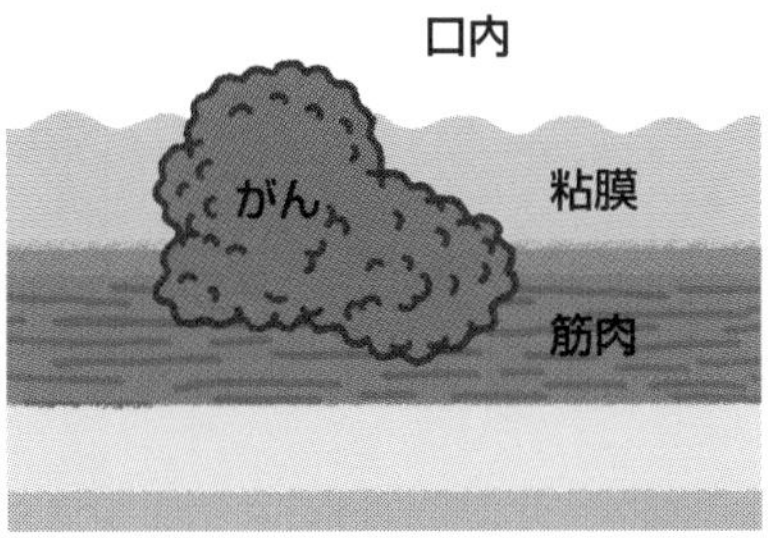

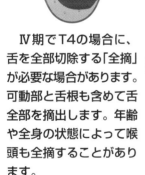

日に見えなくても、がん細胞が内部で広がっている可能性がある。正常な部位も切除して、がんを完全に取り除く

Ⅲ・Ⅳ期

舌半側切除

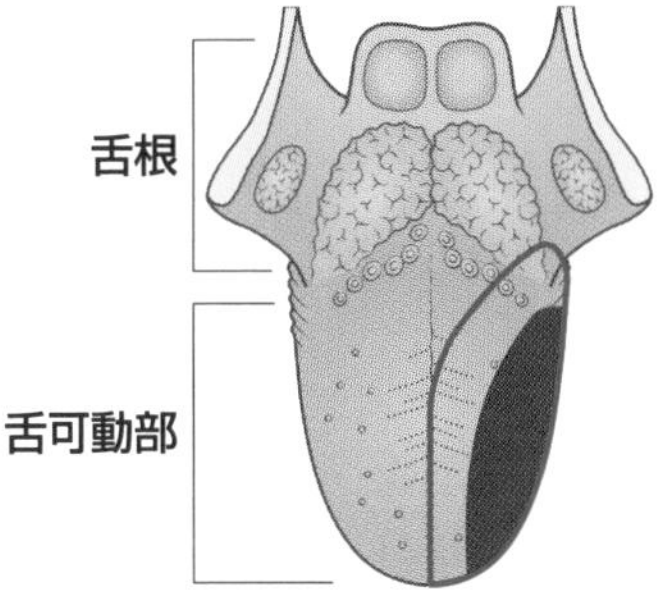

がんのある側を半分切除します。Ⅱ～Ⅳ期で、T分類ではT3くらいまでが主な対象です。舌の可動部だけを切除する場合と、舌根を含めて切除する場合があります。

亜全摘

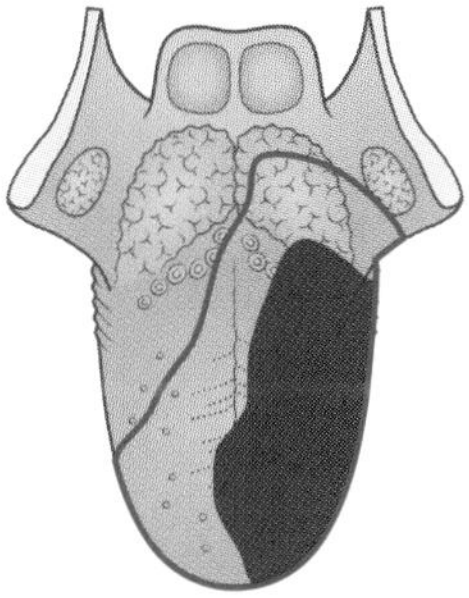

舌の半分以上を切除する場合を、「亜全摘」といいます。Ⅲ～Ⅳ期、T分類ではT3～T4と、がんが広範囲におよんでいる人が主な対象です。亜全摘には、舌の可動部を切除する場合と、舌根を含めて切除する場合があります。

全摘

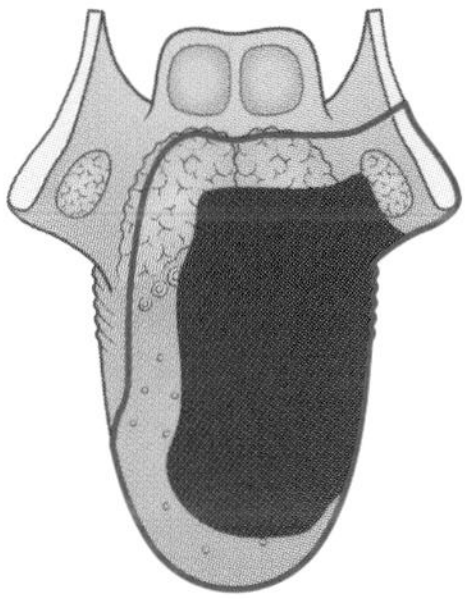

Ⅳ期でT4の場合に、舌を全部切除する「全摘」が必要な場合があります。可動部と舌根も含めて舌全部を摘出します。年齢や全身の状態によって喉頭も全摘することがあります。

半側切除以上は再建が必要

舌を半分以上切除した場合は、「再建」で舌をつくり直します。切除部分を補うために体の別の部位から組織を取り、顕微鏡を使って血管を1本ずつ縫います（→P57）。

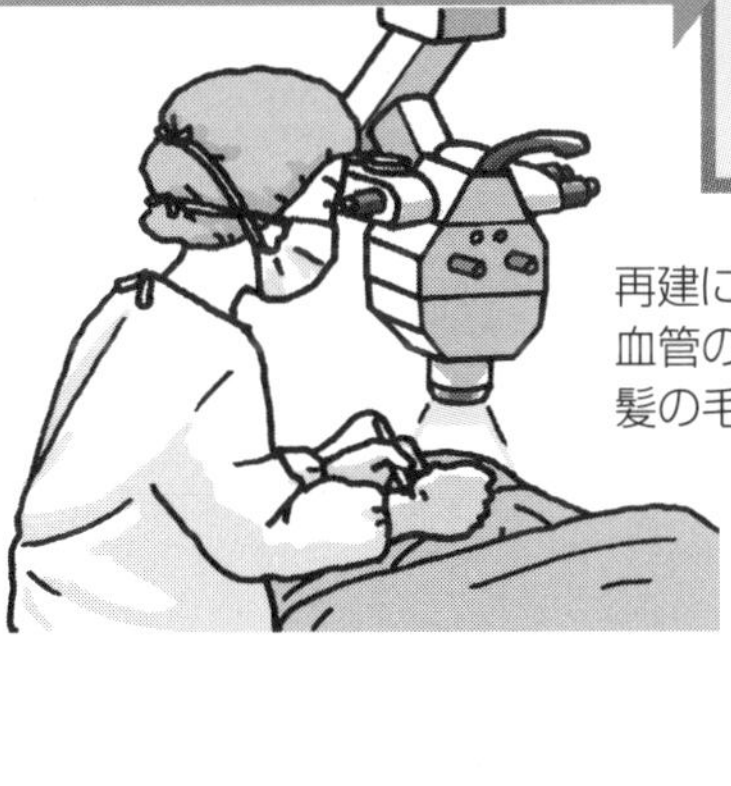

再建には非常に高い技術が必要。血管の細さはマッチ棒程度で、髪の毛ほどの細さの糸を使う

手術療法①

がんと舌の一部、リンパ節を切除する

部分切除では、がんといっしょに周囲の正常な組織も一部切除します。リンパ節転移があれば、首のリンパ節もあわせて切除します。

部分切除の場合

がんが小さければ、がんと舌の一部を切除し、縫い合わせます。基本的に全身麻酔が必要で、高齢など一部の人は部分麻酔も検討されます。手術は1時間半程度、入院は1～2週間です。

がんを切除する

がんのある部分と、安全域として周囲の正常な組織もやや広めに切除します。口から器具を入れて切除でき、術後に首の傷跡はありません。

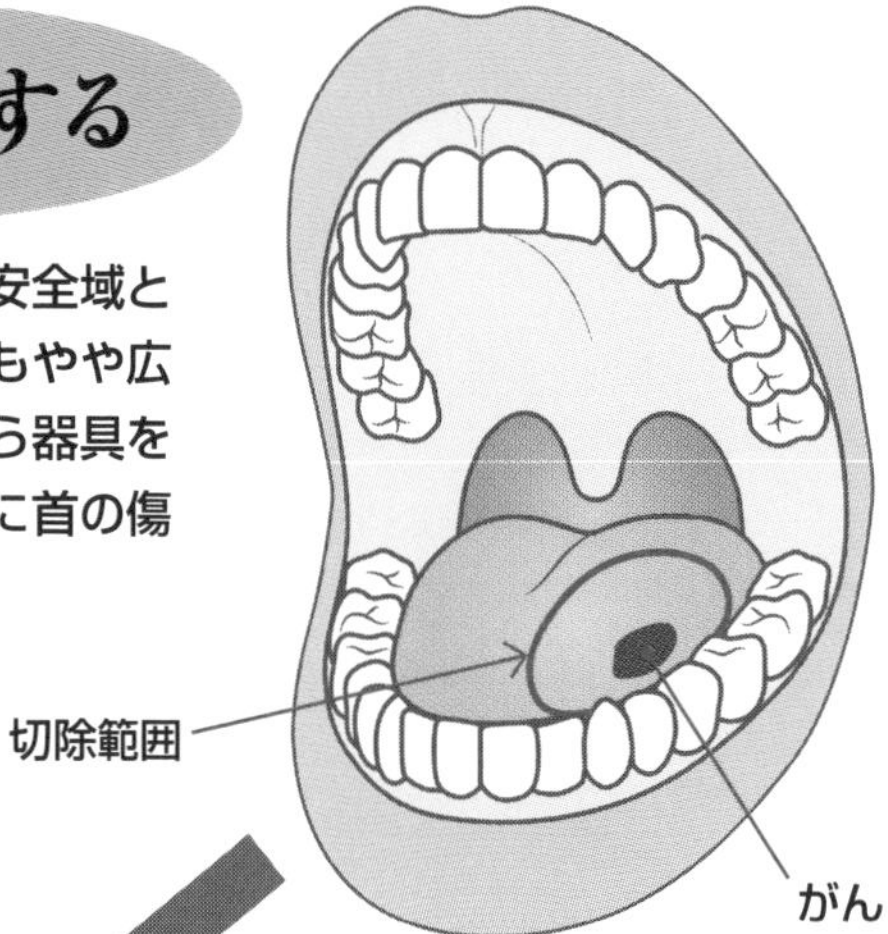

残った部分を縫い合わせる

切除した部分を縫い縮めるように合わせます。部分切除では、術後の機能低下はほとんどありません。

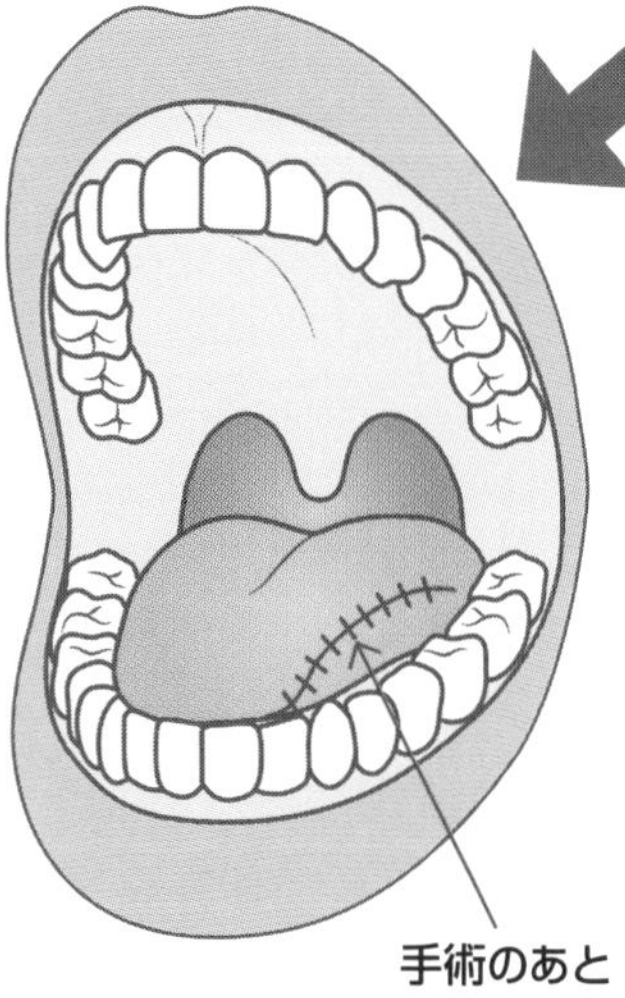

リンパ節を切除する

首の皮膚を切開し、転移があるリンパ節や所属リンパ節を切除します。周辺の血管や神経、筋肉などは、正常ならそのまま残します。

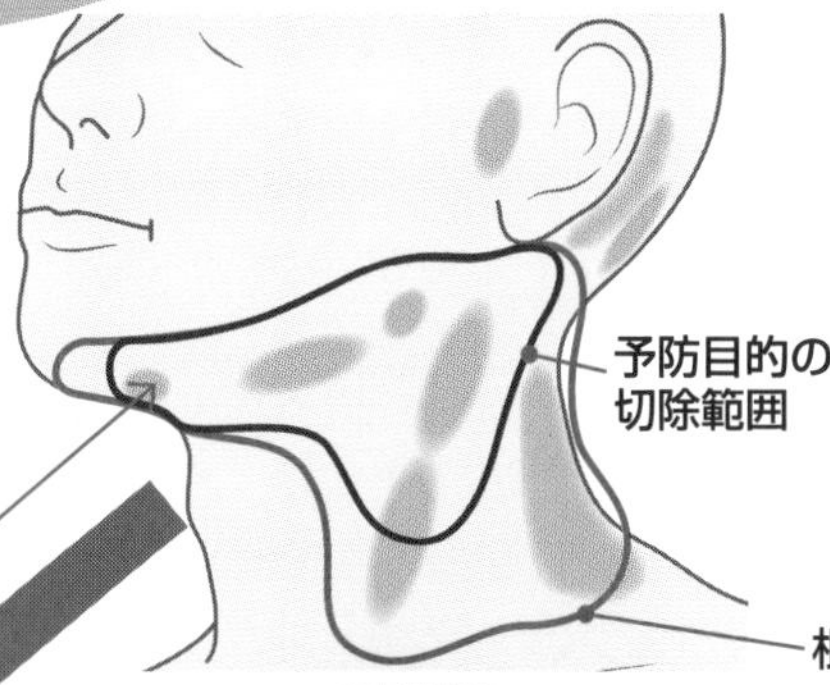
予防目的の切除範囲
舌の所属リンパ節
根治目的の切除範囲

皮膚を縫合する

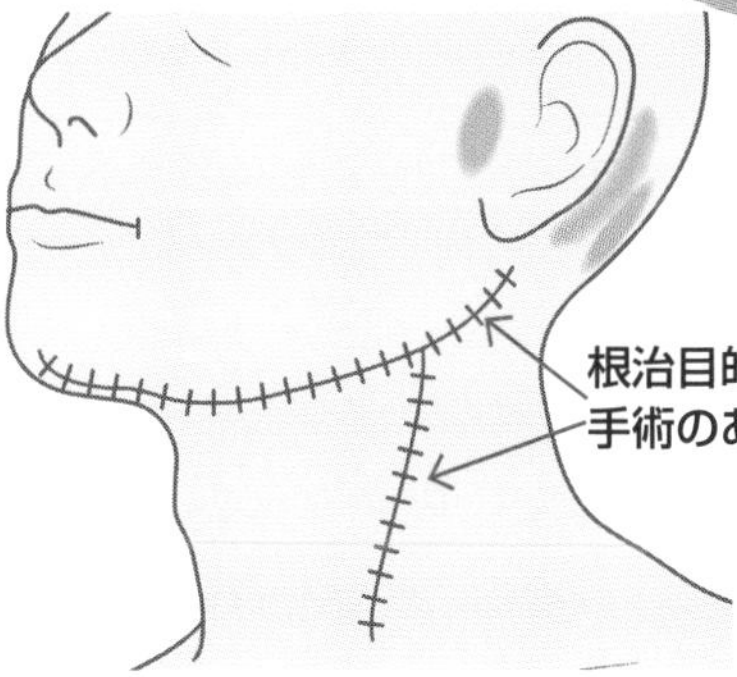
根治目的の手術のあと

転移があるリンパ節や周囲の組織などを切除したら、皮膚を元の位置に戻して縫い合わせます。リンパ節転移のしこりが大きかったり、複数の範囲にあったりすると傷も大きくなります。

頸部郭清術とは

頸部郭清術では、がんのある部位からつながっているリンパ節（所属リンパ節）を、周囲の組織ごと切除します。部分切除後にリンパ節転移が発覚したなど、頸部郭清術だけをおこなう場合、手術は約３時間、入院は約１週間です。

切除範囲が小さいほど術後の機能低下は少ない

早期であるⅠ～Ⅱ期の場合は部分切除となり、舌を切除する範囲も小さくてすみます。切除範囲が小さければ、術後の飲食や会話の機能低下も抑えられ、日常生活に支障をきたしません。

リンパ節転移があれば、頸部郭清術も必要です。周囲の血管や神経、筋肉はできるだけ残しますが、がんが周囲に食い込んでいたら大きく切除します。リンパ節転移がなくても舌の筋肉に深く広がっていたら、予防的に頸部郭清術をおこないます。

頸部郭清術の主な合併症

- 顔のむくみ
- 首のこわばり
- 肩の上げにくさ、こり、痛み、しびれ

リンパ節を切除するとリンパ液の流れが滞り、術後にむくみが出やすくなります。周囲の血管や筋肉、神経も切除すると、左記のような合併症が現れることがあります。医師の許可が出たら首や肩をできるだけ動かして、合併症を防ぎましょう（→P88）。

手術療法②

舌を大きく切除したらおなかの皮膚で補う

がんが進行して広がっていると切除範囲も大きくなります。そのぶん舌の機能も著しく失われます。それを補うためには皮膚を移植し、舌を再建します。

がんとリンパ節を切除

半側切除〜全摘の場合

舌を亜全摘・全摘すると、機能が失われ食事が首からもれます。舌の切除だけでなく再建手術が必須です。半側切除では失う機能は限定的ですが、再建で日常生活が送りやすくなります。

手術は約8時間、入院は3週間ほど必要です。

亜全摘では、舌の可動部または舌根を含めて半分以上、全摘では可動部を全部あるいは舌根を含めて全部を切除します。両側の頸部郭清術（→P55）もおこないます。

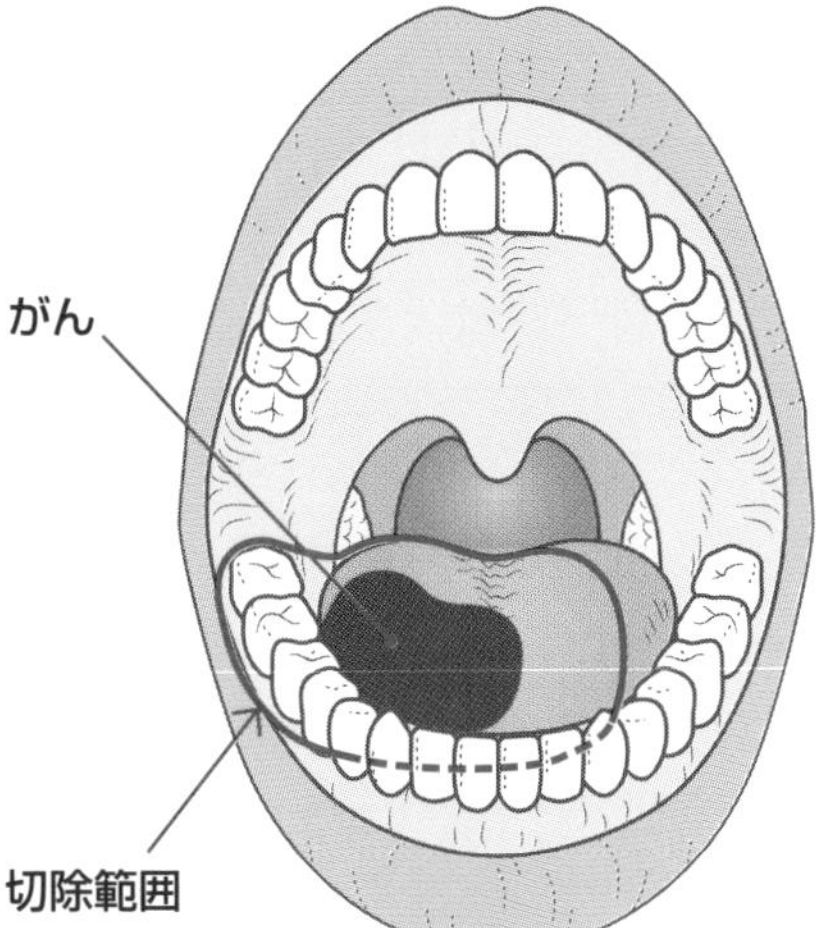

がん
切除範囲

がんの近くにある歯や歯ぐきも、切除することがある

周囲の組織も必要に応じて切除

安全域をとって切除するため、がんが深く広く進んでいたら、舌の周囲の組織も切除します。がんが下あごの骨や口腔底におよんで下あごの骨に接しているときは安全域を広げ、下あごの骨も一部切除します。

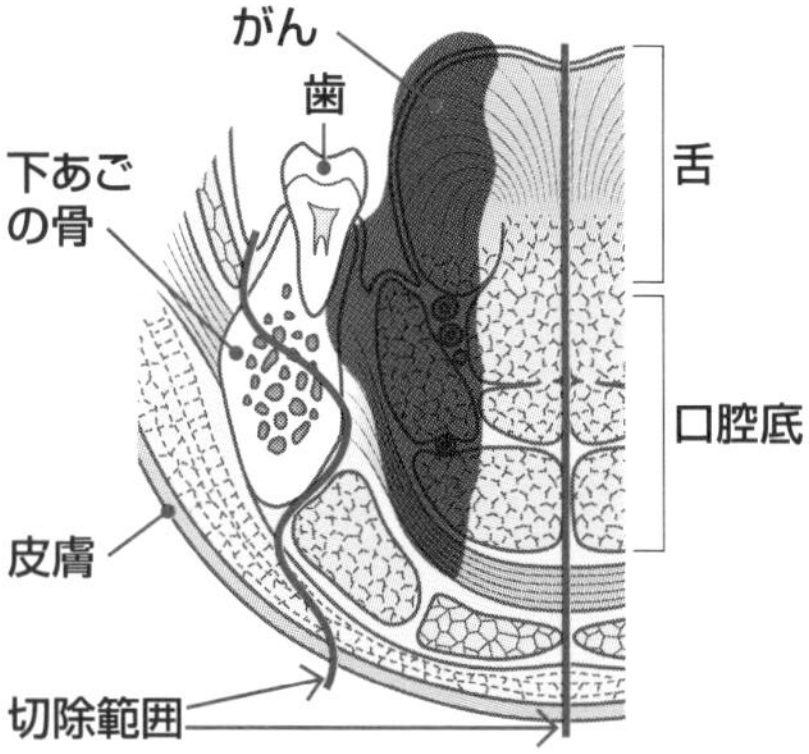

がん
歯
下あごの骨
舌
口腔底
皮膚
切除範囲

がんが下あごの骨近くにも広がっていれば、歯を含めて切除する

半分以上切除するときは再建手術も必要

舌を半分以上切除すると、飲食や発音・会話の機能を果たすことができません。そのため、半側切除や亜全摘、全摘の場合は切除と同時に、舌をつくり直す再建手術もおこないます。

再建手術では、おなかなどから採取した組織を舌に移植してつなぎます。再建した舌で、本来の舌の機能を補います。

ただ再建しただけではうまく機能しないため、術後のリハビリが必須です。舌の新しい動かし方を身につけます（→P78）。

舌をつくり直す

別の部位から採取した皮膚や血管、筋肉を移植して舌の形をつくり直します。舌の亜全摘や全摘のように切除範囲が広い・厚い場合は、おなかから採取することが多く、半側切除など小さい場合は、太ももや腕から採取します。

▼主な採取部位

●おなか……亜全摘、全摘
●太もも（外側）……半側切除
●腕（手首〜ひじ）……半側切除

採取したあとは縫い合わせるか、別の場所から採取した皮膚を移植します。採取部に後遺症が残ることがあり、おなかでは腹筋が弱くなるほか、まれに腸の一部が突出する「ヘルニア」などがあります。

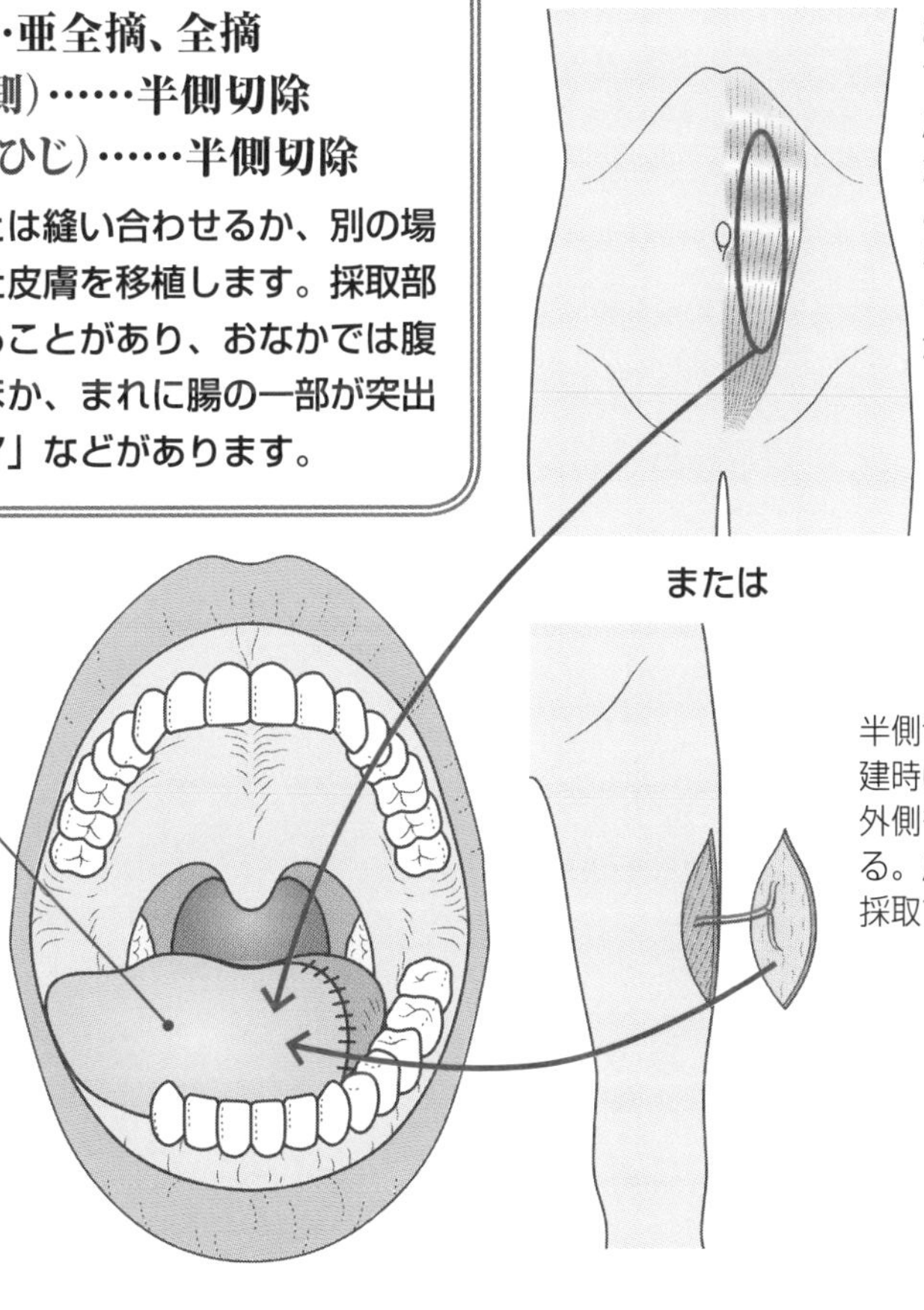
おなかは採取できる範囲が広く、頭頸部がんの再建でよく用いられる。傷跡は薄く残るが、服などで隠せる
または
半側切除程度の再建時は、太ももの外側もよく使われる。皮膚や血管を採取する
つくり直した舌
手術で切除した部位に、採取した組織を移植する。味覚のセンサー（味蕾）はないので、再建した部分では味を感じられないが、残った舌や口内の各所で味を感じる

放射線と抗がん剤の治療を追加することも

手術でがんを切除しても、体内にがんが残る場合があります。残ったがん細胞を死滅させるために、術後に追加で放射線と抗がん剤による治療をおこなうこともあります。

手術後に残ったがん細胞を死滅させるのが目的

舌がんの治療では、放射線や抗がん剤が中心になることはあまりありません。放射線と抗がん剤が必要になるのは、病期が進んで転移がある場合や再発リスクが高い場合です。残ったがん細胞を死滅させるため、術後に放射線と抗がん剤による治療を追加します。

ほかのがんでは、手術前にがんを小さくする目的で放射線や抗がん剤の治療をおこなうこともありますが、舌がんでは術前に治療しても効果がないことがわかっています。手術の補助として、術後におこないます。

2つの治療を組み合わせる

術後補助療法では、放射線と抗がん剤をセットでおこないます。術後補助療法での放射線は外部照射といって、体の外側から放射線を当てるのが一般的です。

▼主な対象

- 手術で切除した舌がんの断面にがん細胞があったとき
- 手術で切除したリンパ節の外にがん細胞が出て周囲組織に入り込んでいたとき

上記に当てはまる場合、再発の可能性が高くなるため、術後補助療法の対象となります。手術でがんを取り切れなかったときや、転移があるときなどです。

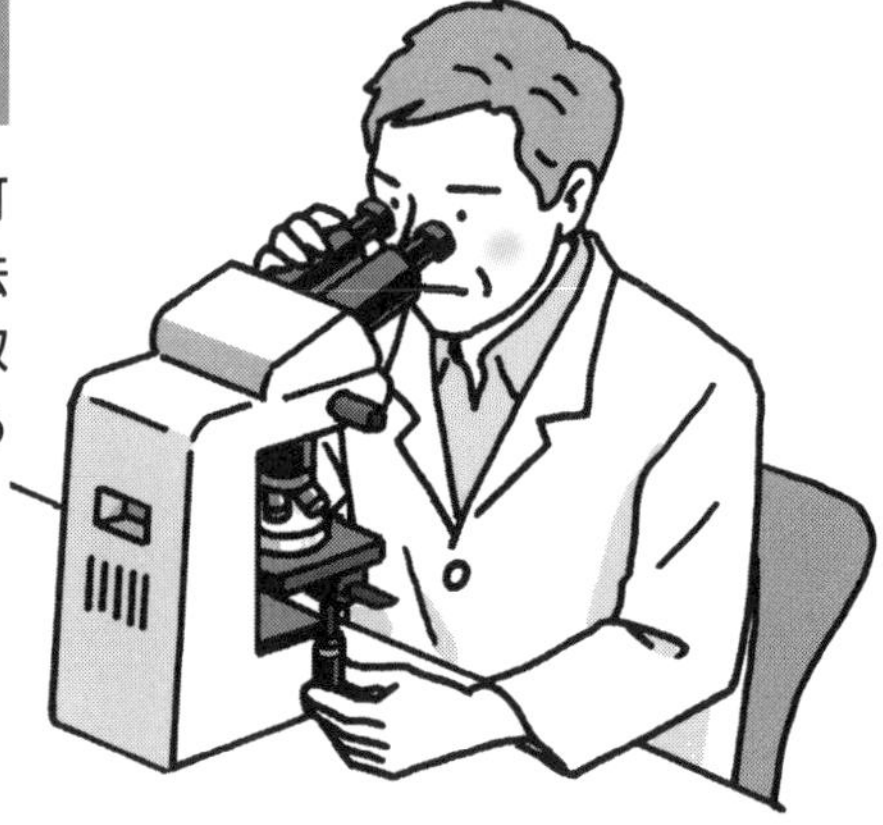

術後、手術で切った断面を顕微鏡で調べる。安全域にがん細胞があったら、切除していない部位にもがん細胞が広がっている可能性が高い

▼一般的な進め方

放射線療法と化学療法を同時におこないます。放射線は30回照射し、抗がん剤は3回点滴します。治療の副作用は薬などで抑えることができます（→P70）。

放射線療法

●1週間に5回照射
●計30回（6週間）

放射線療法は、体外から照射する外部照射をおこないます。術後補助療法では、ほかの頭頸部がんの根治目的の放射線療法（→P64）よりも、線量が少なくなります。

▼スケジュールの例

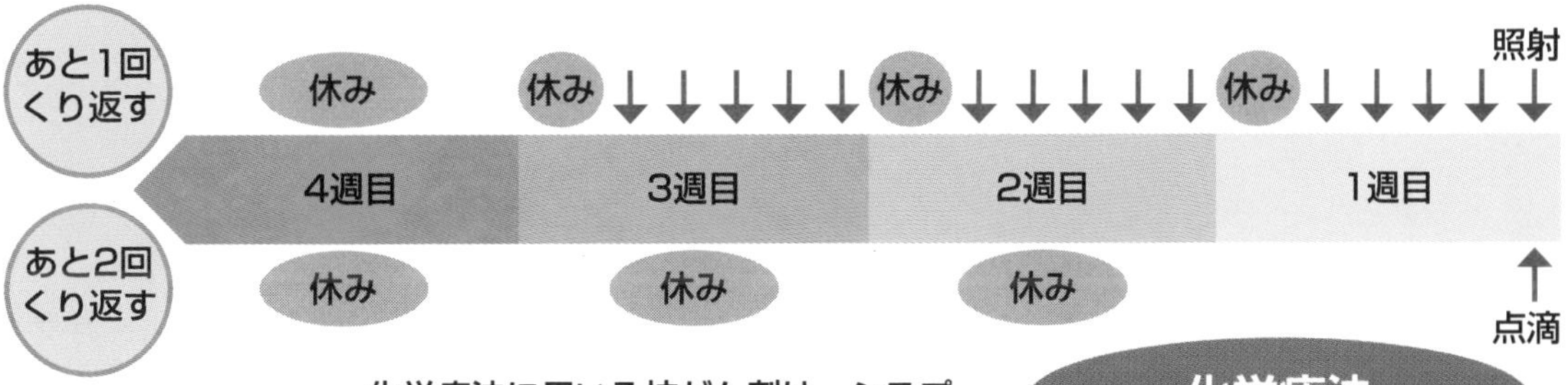
照射
あと1回
くり返す
あと2回
くり返す
休み
休み
休み
休み
4週目
3週目
2週目
1週目
休み
休み
休み
点滴

化学療法に用いる抗がん剤は、シスプラチンです（→P66）。放射線療法と同時におこなうと副作用が強く現れることがあります。薬で副作用をコントロールするか、抗がん剤の量を減らします。

化学療法

●3～4週間に1回点滴
●計3回（3コース）

早期がんに対する放射線療法もある

病期がⅠ～Ⅱ期で、T分類がT1～T2、腫瘍の厚みが一センチメートルを超えない小さな舌がんでは、手術で切らずに放射線療法で治療できる場合もあります。

「密封小線源療法」といい、組織内照射という方法のひとつです。がん組織とその周辺に放射線を発する針などを刺して、内側からがんに放射線を照射します。設備などに条件があり、治療が受けられる医療機関はあまり多くありません。

早期の舌がんでも切らずに治せるのがメリットですが、照射方法により医療従事者など周囲への被《ひ》曝《ばく》のリスクがあり、管理区域病棟への入院が必要になります。

またリンパ節転移が治療後に現れることもあります。その場合は頸部郭清術が必要になります。

COLUMN

歯やあごを失ったら補助器具をつくる

食事のとき、歯や舌の噛む・飲み込む機能を助ける

がんの手術で、舌やあごの骨、歯肉を切除すると、噛む、飲み込むといった動作がうまくできず、誤嚥《ごえん》の原因になります。

こうした機能低下を助けるために、術後には口やあごの状態に応じて義歯《ぎし》や顎義歯《がくぎし》といった補助器具をつくります。舌の動きを助ける舌接触補助床《ぜつせっしょくほじょしょう》という器具もあります。

顎義歯や舌接触補助床を違和感なく使えるようになるには多少時間がかかりますが、リハビリをして慣らしていきます。

毎日のこまめなケアと定期的なチェックが不可欠

補助器具は歯科を受診して、自分に合ったものをつくってもらいます。術後の口腔内の状態に合わせるため、通常の義歯と比べると形がやや複雑で、大きくなります。

不衛生にならないように、こまめにケアをすることが重要です。使用するうちに変形したり合わなくなったりすることもあります。定期的に歯科で噛み合わせが合っているか、修理が必要ないかをチェックしてもらいましょう。

▼舌接触補助床

義歯と同じ素材でできています。通常、ものを飲み込むときには、舌を上あごに押し付けます。術後は、この動作がうまくできないことがあります。舌接触補助床はこれを助ける器具で、舌の形や機能に応じてつくられます

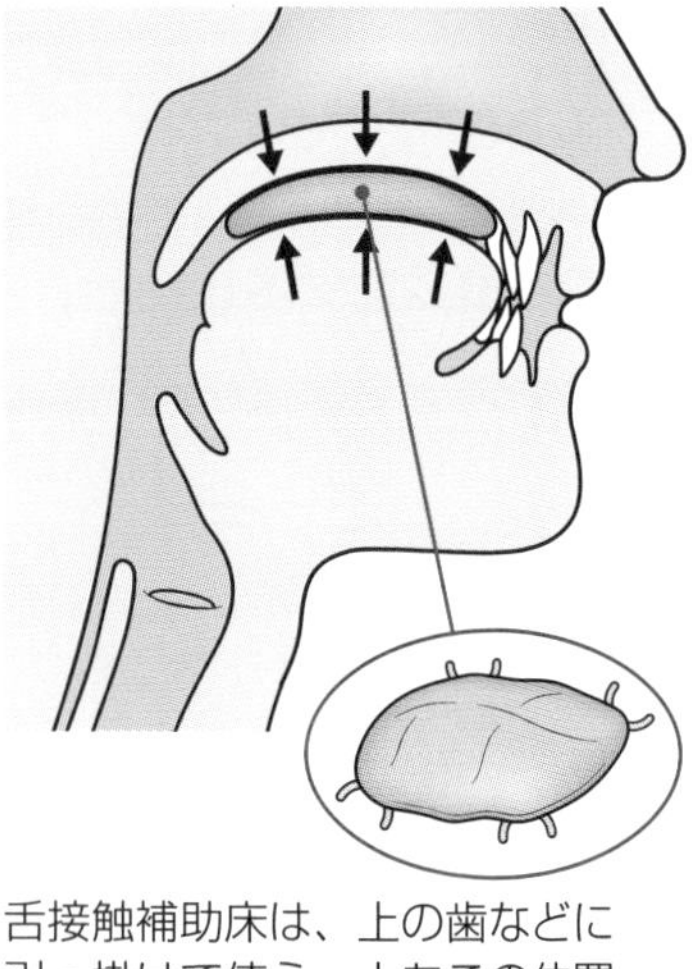

舌接触補助床は、上の歯などに引っ掛けて使う。上あごの位置を下げて、舌の動きを助ける

第4章

のどのがんの治し方

のどのがんには、放射線療法が効果的です。
声の機能も温存できるため、早期では積極的に選択されます。
進行すると、手術か化学放射線療法になります。
どちらも声や食事の機能に影響が出るため、
術後の生活をよく考えて選択します。

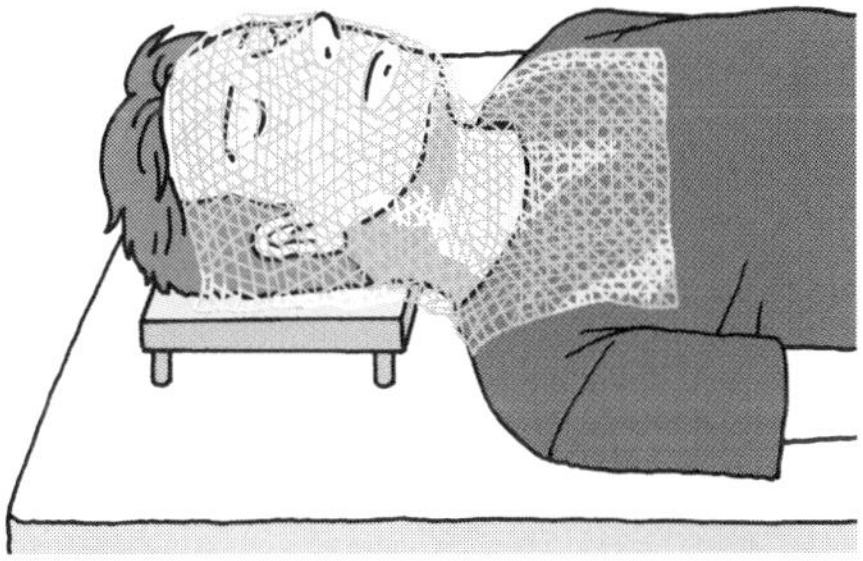

のどのがんの治療方針

声を残すことを目指して治療を決める

のどのがんでは、治療で声を失ったり、飲食に必要な機能を失ったりすることがあります。進行度やその人の希望を考慮し、最もよい治療法を決めます。

手術か放射線療法を選ぶ

のどのがんの治療は、手術か放射線療法が選ばれます。どちらにもメリット・デメリットがあり、がんの大きさや進行度と患者さんの状態によって十分に検討されます。

▼中咽頭がんの場合

特にp16陽性の中咽頭がんでは、放射線がよく効くので、放射線療法や化学放射線療法もよい選択です。

主な治療法 / **治療後の機能低下**

小 ↓ がんの大きさ ↓ 大

内視鏡手術

部分切除

→P72

ほとんどない

がんが小さければ、内視鏡手術や部分切除で根治が期待できる。機能障害はほとんど残らず、日常生活に支障をきたさない

放射線療法

→P64

化学放射線療法

→P68

放射線療法後は

唾液が減る
➡飲み込みにくい、
むし歯の増加、
味覚の低下

拡大手術

→P73

手術後は

飲み込みにくい、
正しく発音できない、
噛みにくい

▼下咽頭がんと喉頭がんの場合

下咽頭と喉頭は隣り合うため、がんが大きくなると互いに影響されます。手術で切除すると声を失う可能性があるので、同じように治るなら放射線療法を検討します。

主な治療法	がんの大きさ	治療後の機能低下
内視鏡手術 →P74	小	ほとんどない
放射線療法 →P64		**放射線療法後は** 唾液が減る、のどがかわく ➡首が硬くなる、むせる、一度で飲み込めない
喉頭温存手術 →P74		**手術後は** （喉頭温存手術の場合）声が変わる、誤嚥《ごえん》しやすい
化学放射線療法 →P68		
全摘出術 →P75 下咽頭の全摘出術では、再建手術も必要	大	（全摘出術の場合）声が出なくなる、においがわからなくなる

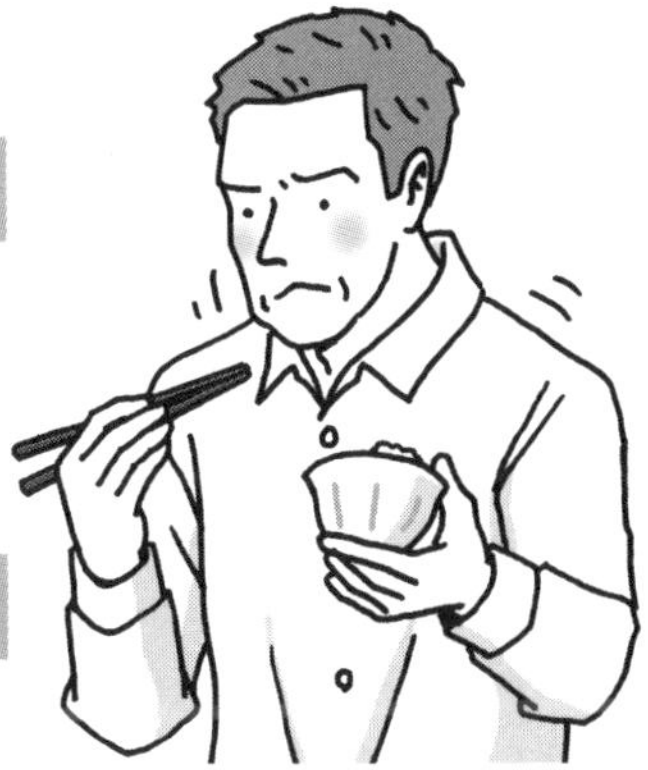

放射線療法後は、声は残るがむせやすくなることがある。手術で全摘すると、声は失うがむせるおそれはなくなる

声か食事かを選ぶ必要が出てくることも

早期なら治療の機能障害はほとんど残りませんが、進行すると機能の維持が難しくなります。手術で声帯を切除すれば声を失います。化学放射線療法では声を温存できても、嚥下や味覚に障害が起こりやすく、栄養状態が悪くなることもあります。

放射線療法が多く選ばれ、難しければ手術

Ⅰ～Ⅱ期のＴ１～Ｔ２は内視鏡手術、放射線療法や化学放射線療法、喉頭温存手術、Ⅲ～Ⅳ期のＴ３～Ｔ４は全摘です。声を温存したい人は、導入化学療法や化学放射線療法も選択肢です。

導入化学療法は副作用が強く、効果がない場合は手術のタイミングを逃す可能性があります。判断が難しくなりますが、年齢、全身状態、本人の希望をもとに医師と相談しましょう。

放射線療法

I～II期の主な治療法。声が自然な状態で残る

のどのがんでは放射線療法が有効です。最近では画像検査と機器の進歩により、がんに集中的に照射できるため、副作用が軽減されるようになっています。

治療の流れ

放射線療法では、事前の準備が必要です。がんがある部位以外への放射線の影響を、できるだけ抑えるためです。準備を済ませれば、１回あたりの治療時間は数分程度ですみます。放射線療法単独の場合、通院で治療を受けることもできます。

準備

●照射部位を決める
●シェルをつくる

放射線を照射する部位をできるだけ正確に決めるため、CTやMRIで撮影し、部位を特定します。次に、放射線を照射する位置のズレを防ぐため、シェルというお面のような固定具を作製します。治療の途中でも、画像検査で部位を確認し、副作用で体型が変わればシェルをつくり直すこともあります。

▼シェルのイメージ

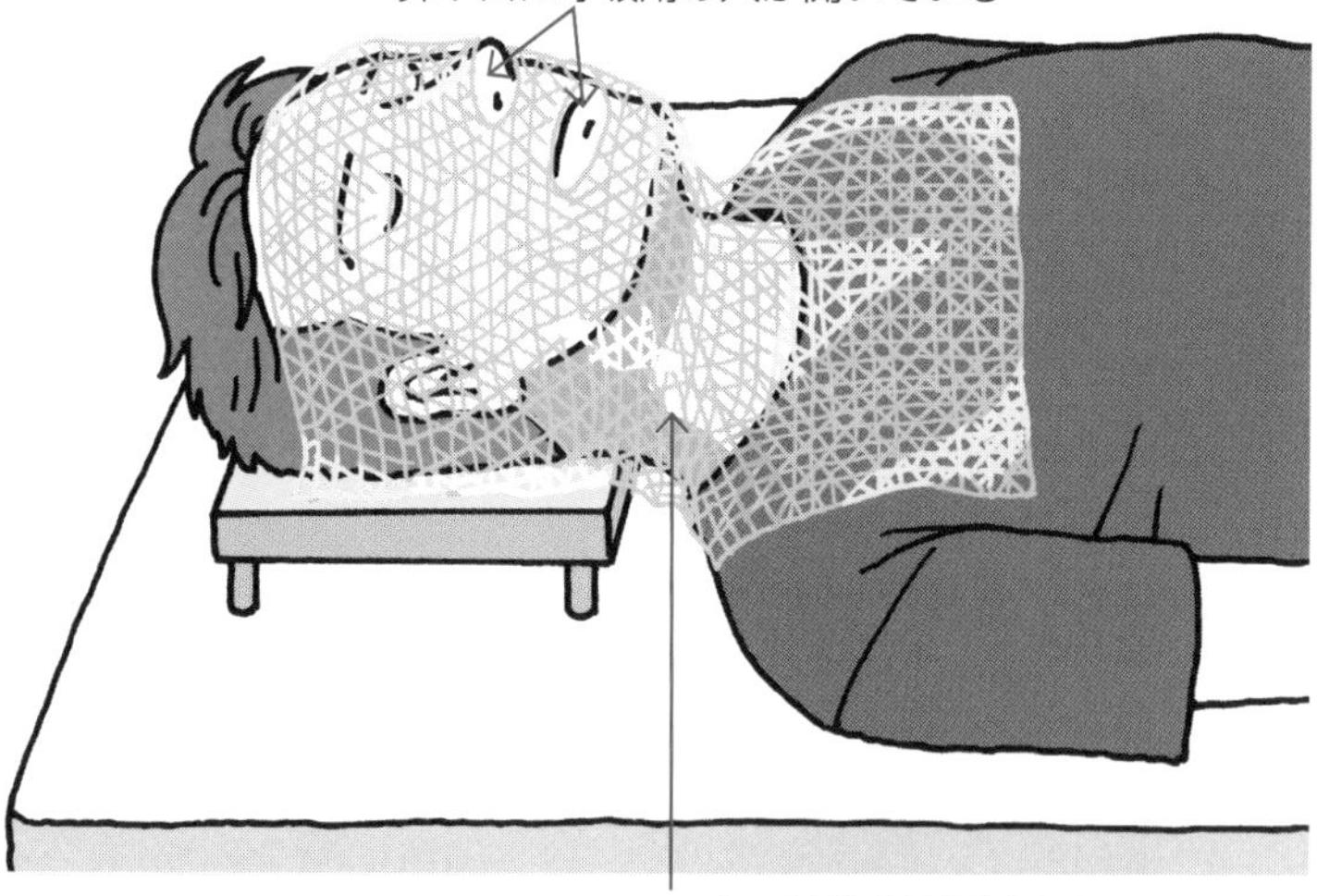
鼻や口に呼吸用の穴が開いている
シェルの装着位置がずれないように、体にも印をつける

シェルの素材は、温めると軟らかくなり、冷えると硬くなる。やけどをしない程度に温め、軟らかいうちに顔の形に合わせる

治療

●週5回×6～7週間
●1回5～10分程度

上記は放射線療法の一般的なスケジュール。初回は位置の確認などで少し時間がかかりますが、2回目以降は5～10分程度ですみます。IMRT（下記参照）では、毎回位置確認をおこなうため20～30分かかることがあります。

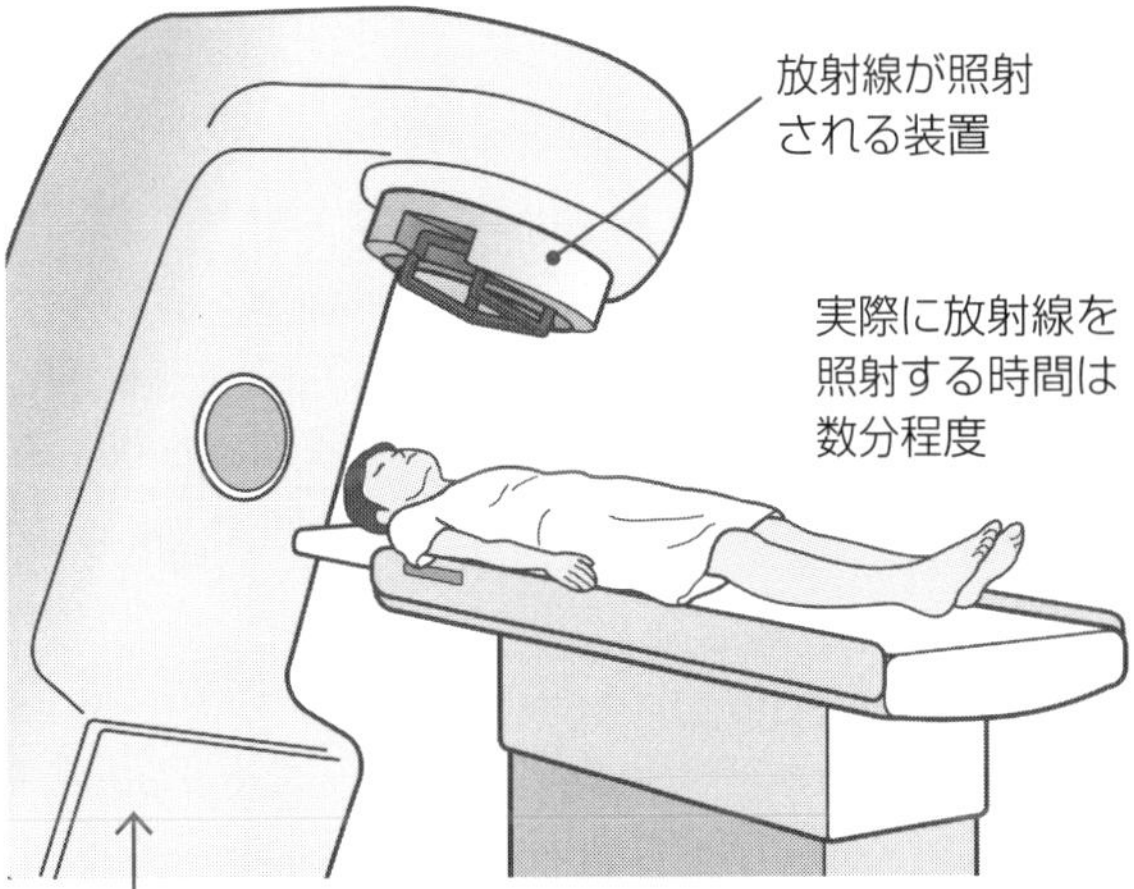
放射線が照射される装置
実際に放射線を照射する時間は数分程度
装置が動いて照射位置を調整する

声を残すために最初に選ばれることが多い

放射線療法の最大のメリットは、声を残せることです。一方で、副作用によって、嚥下機能に障害が残ることがあります。

下咽頭・喉頭がんのⅠ～Ⅱ期では、内視鏡手術なども考慮されますが、放射線療法か化学放射線療法が多く選ばれます。中咽頭がんも放射線がよく効くので、部分切除できない場合に放射線療法か化学放射線療法がよく選ばれます。

放射線療法は、被曝量の関係から一度しか受けられません。再発したりがんが残ったりした場合は、手術で治療します。

がんをピンポイントで狙う最新の放射線ＩＭＲＴ

ＩＭＲＴ（強度変調放射線治療）とは放射線療法の最新機器です。従来の放射線療法では、正常な細胞にも放射線がおよぶ問題がありました。この装置では複雑ながんの進展範囲に応じて、理想的な放射線量で多方向から集中的に照射できるため、正常な細胞への影響を最小限に抑えることができるのです。

日本の放射線治療施設の約四割でおこなわれ*、今後普及することが期待されています。

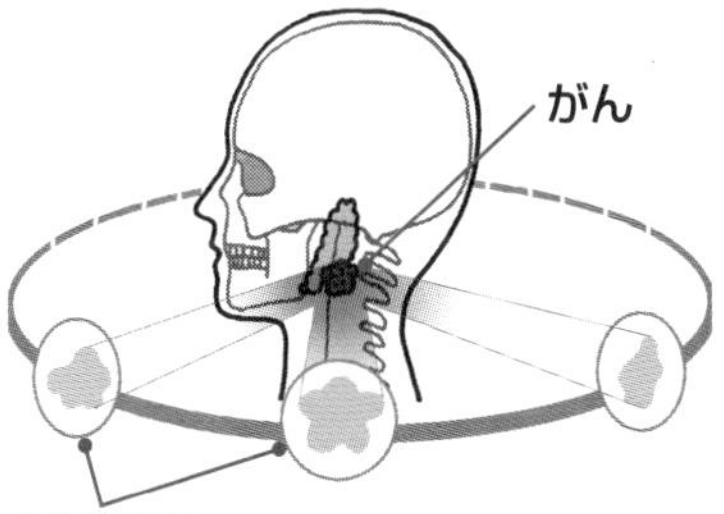
がん
照射装置
体の周囲を照射装置が回転して、さまざまな角度から照射する

＊日本放射線腫瘍学会、全国放射線治療施設の2015年定期構造調査報告（第2報）

一つの抗がん剤を中心に組み合わせる

のどのがんでは化学療法はあくまで補助的におこないます。主に用いるのは抗がん剤ですが、再発や遠隔転移には新しく登場した薬も使われています。

のどのがんに使う抗がん剤

のどのがんには、3種類の抗がん剤が主に用いられています。なかでもシスプラチンの効果が高く、薬を組み合わせるときの中心になります。抗がん剤を使った治療法には、化学放射線療法と導入化学療法があります。

▼主な抗がん剤

- ●シスプラチン（ブリプラチン®、ランダ®）
- ●フルオロウラシル（5-FU®）
- ●ドセタキセル（タキソテール®）

化学療法が単独でおこなわれることは少ない

のどのがんでは化学療法単独で治療することは少なく、たいていは放射線療法と組み合わせます。放射線療法の治療効果を高めるのが目的です。これを「化学放射線療法」といいます。

化学放射線療法だけで根治が

化学放射線療法

●シスプラチン

対象はⅡ～Ⅳ期で、抗がん剤と放射線を組み合わせます。効果が高い反面、副作用が強く現れやすいため、抗がん剤は基本的に単剤です。

導入化学療法

●シスプラチン＋フルオロウラシル＋ドセタキセル

とても進行したⅣ期が対象で、化学放射線療法で根治が見込める場合はおこないません。3種の抗がん剤では効果が上がる反面、副作用も強くなります。手術や放射線療法の治療効果を高める、手術を避けて機能を温存する、遠隔転移のがんをたたくといった効果が期待できます。

見込めないような、とても進行したⅣ期では、「導入化学療法」をおこないます。効果があれば化学放射線療法をおこない、効果がなければ手術を検討します。

抗がん剤とは異なるしくみで働く薬もある

最近、抗がん剤以外に新しいがんの治療薬が登場しています。免疫チェックポイント阻害薬といって、免疫のしくみに働きかけてがん細胞を排除する薬です。ただ、新薬であるため、使用は重大な副作用に対応できる医療機関に限られています。

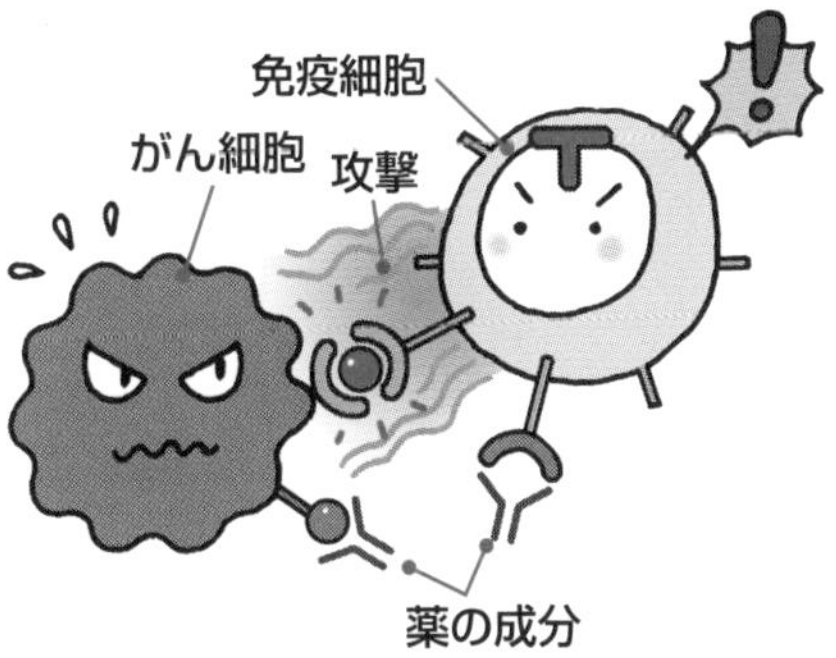

がん細胞や免疫細胞に免疫チェックポイント阻害薬が結合することで、免疫細胞ががん細胞を攻撃する

▼主な薬と使い方

●ニボルマブ（オプジーボ®）
……2週間か4週間に1回点滴

●ペムブロリズマブ（キイトルーダ®）
……3週間か6週間に1回点滴

ニボルマブは、シスプラチンの無効時に使えます。ペムブロリズマブは初めての治療でも使えます。点滴時間はどちらも30分～1時間程度です。点滴の翌週以降に画像診断で効果を判定し、有効であれば継続して点滴します。

免疫チェックポイント阻害薬の主な副作用

- **貧血**
- **吐き気、食欲低下**
- **下痢《げり》**
- **疲労感**
- **皮膚のかゆみ、発疹《ほっしん》**

左記のほかにも、まれですが重大な副作用として、間質性肺炎、重度の下痢、血糖や甲状腺の異常などが報告されています。副作用はいつ起こるかわからないので、定期的に検査し、症状が現れたらすぐ受診します。

免疫チェックポイント阻害薬とは

従来の抗がん剤とは違う新しい薬です。対象となるのは、遠隔転移または再発がある頭頸部がんで、2017年に健康保険が適用されています。現在、ほかの治療との組み合わせも研究されています。

ケーススタディ

Bさん（中咽頭がんⅣC期）

Bさんは化学療法後、免疫チェックポイント阻害薬を選びました。治療は順調でしたが、11回目の点滴の数日後、朝から強いだるさを感じました。家族がBさんの異変に気づいて医療機関に電話すると、すぐ受診するように言われました。検査によって副作用とわかり、迅速な治療が受けられました。

放射線を六～七週間照射し、抗がん剤も併用

T2以上とがんが大きな場合やリンパ節転移を伴う場合のⅡ期以降は、放射線療法だけでは不十分です。化学放射線療法といい、抗がん剤と放射線で同時に治療します。

Ⅱ期以降の治療の中心。のどのがんで方法は共通

化学放射線療法は、のどのがんでは、Ⅱ期以降の治療としておこなわれています。手術は部位によって方法が異なりますが、化学放射線療法はのどのがんで共通です。

化学放射線療法では放射線と抗がん剤を同時に使います。それぞれの作用でがん細胞を攻撃するだけでなく、抗がん剤には放射線の治療効果を高める働きがあります。十分に効果が得られれば、手術を避けて機能を温存できる可能性もあります。

主な治療スケジュール

左記のスケジュールは、標準治療に基づきます。化学放射線療法は、根治を目的としておこないます。抗がん剤は、シスプラチンが最もよく用いられます。

化学療法

●主にシスプラチンを使う
●3週間に1回点滴する

基本的にシスプラチンを3週間に1回、計200mg/㎡点滴します。3週間で1コース（クール）とし、3コースくり返します。

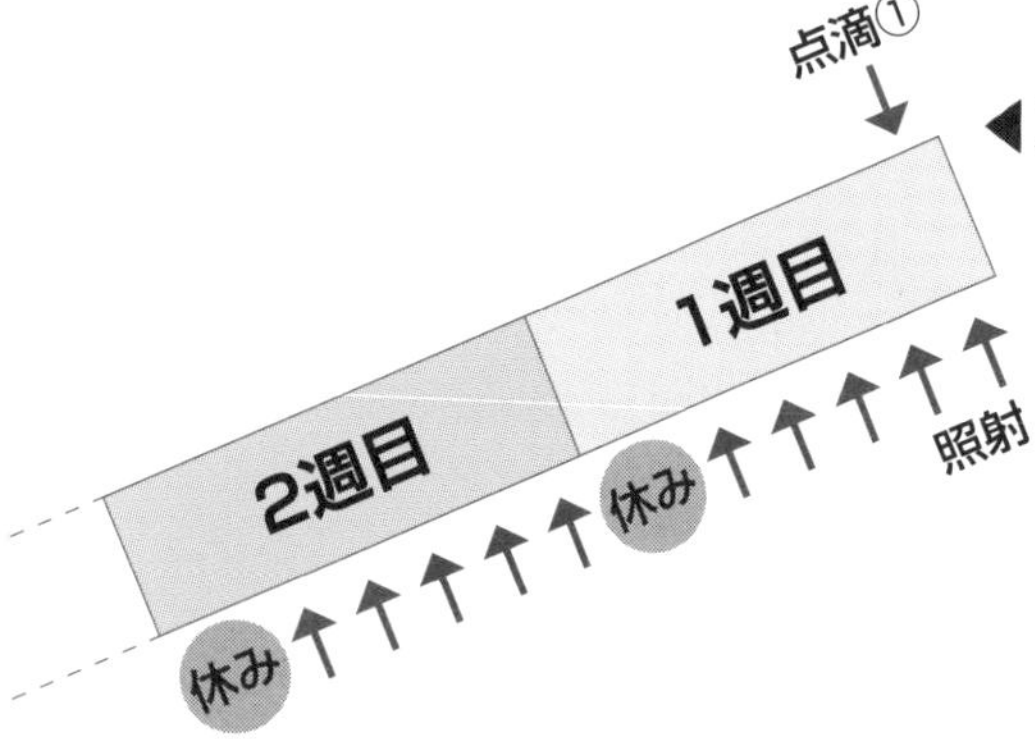

◀スケジュールの例

放射線療法

●週5日×6～7週間
●原発がんとリンパ節に照射する

スケジュールは単独の放射線療法と同じです。線量も同じですが、がんの部位と進行度によっては増えることもあります。転移していることが多いため、原発巣だけでなく、頸部リンパ節にも照射します。

化学放射線療法は、副作用の確認とコントロールのため入院しておこなう

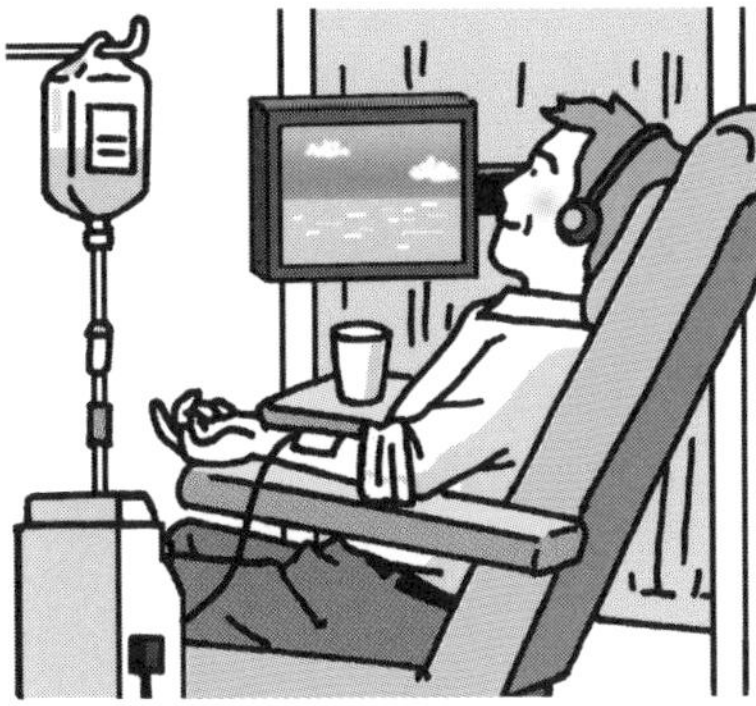

化学放射線療法の前後に手術を加えることもある

化学放射線療法は根治を目指しますが、治療後にがんが残ることもあります。残ったがんを切除する「救済手術」もあります。リンパ節の外に出ているような巨大な頸部リンパ節転移がある場合は、化学放射線療法の前に頸部郭《けいぶかく》清術《せいじゅつ》（→P55）を加えます。

治療の途中で画像検査をする

放射線療法では、照射部位が2～3mmずれるだけでも大きな誤差です。治療によってがんが小さくなったり、副作用で体型が変わってシェル（→P64）が合わなくなったりします。画像検査で照射部位を確認し、シェルをつくり直すこともあります。

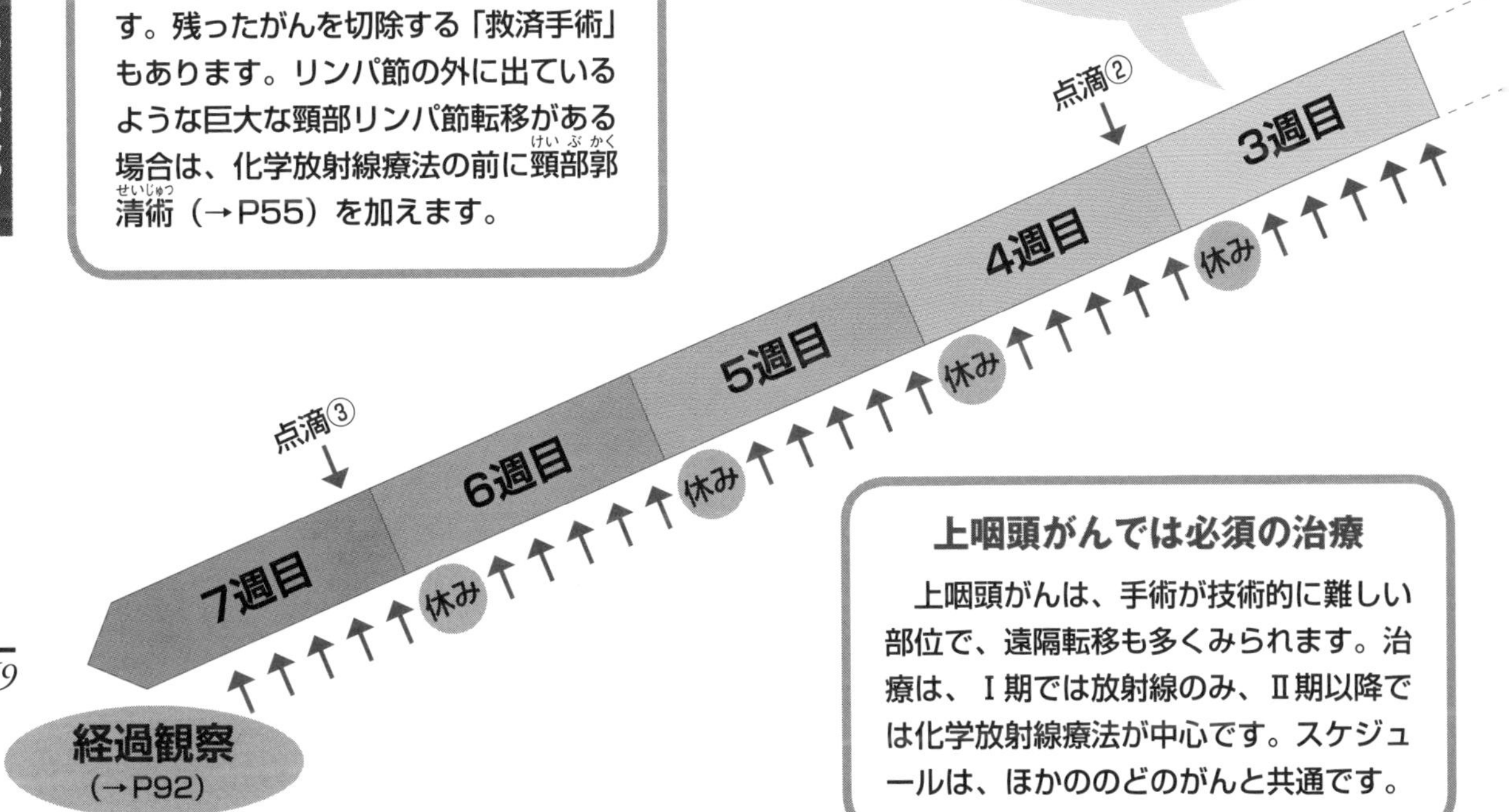

点滴②
3週目
休み
4週目
休み
5週目
休み
点滴③
6週目
休み
7週目
経過観察
(→P92)

上咽頭がんでは必須の治療

上咽頭がんは、手術が技術的に難しい部位で、遠隔転移も多くみられます。治療は、Ⅰ期では放射線のみ、Ⅱ期以降では化学放射線療法が中心です。スケジュールは、ほかののどのがんと共通です。

化学放射線療法②

副作用の予防や対策をしながら治療する

放射線や抗がん剤を用いる治療では、何らかの副作用が起こります。副作用をできるだけ抑える工夫をしながら治療を続けます。

放射線療法の副作用

放射線療法による副作用は、放射線を照射した部分に起こります。治療中や直後に現れるものと、治療後しばらくしてから現れるものがあります。

治療中〜3ヵ月後

●粘膜や皮膚の炎症
●口内の乾燥、唾液減少、味覚低下

皮膚炎、粘膜炎がよく起こります。特に口の粘膜炎や乾燥などの症状は、食事が十分にとれず、治療の継続にかかわります。治療前に胃ろうをつくり、食事や薬をとれるようにします。軟膏《なんこう》や保湿剤の使用と、こまめな水分摂取も有効です。

胃ろうの例▶

胃ろうは、治療中に使う一時的なもの。治療が終わって口から食事がとれるようになったら閉鎖する

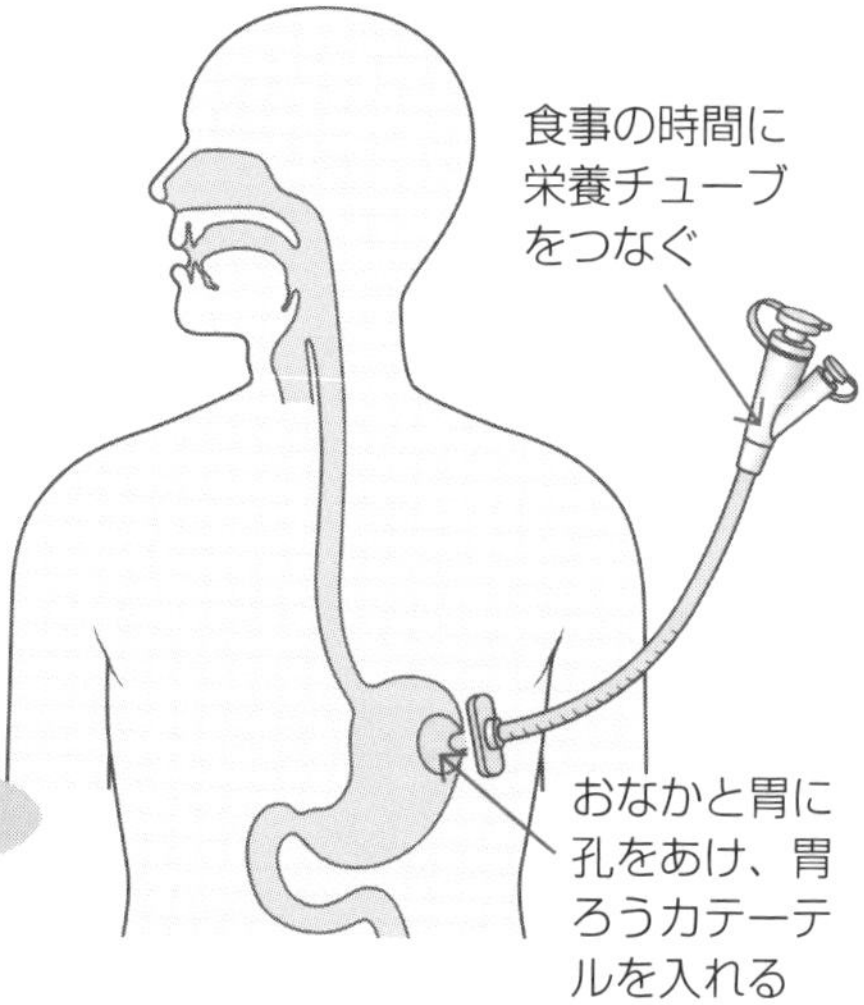
食事の時間に栄養チューブをつなぐ
おなかと胃に孔をあけ、胃ろうカテーテルを入れる

治療後、3ヵ月〜数年

●中耳炎
●口の開きにくさ、味覚低下
●唾液の減少、歯のトラブル
●首の違和感

中耳炎や開口障害、唾液不足によるむし歯の増加などがあります。薬や運動、保湿剤などを使って対処します。まれですが抜歯の影響で下顎骨《かがくこつ》の壊死《えし》が起こることもあります。事前に医師と歯科医師に伝え、薬を使って予防します。

ケーススタディ

Cさん（下咽頭がんⅢ期、化学放射線療法）

Cさんは治療中、のどの痛みで唾液も飲み込めず、食事は胃ろうからとりました。治療後は徐々に口から食べられるようになり、2ヵ月で胃ろうを閉鎖。1年後、副作用による皮膚の線維化で首がつっぱり始めました。運動指導を受け、進行を防いでいます。

抗がん剤の副作用

抗がん剤は全身に作用するため、全身に副作用が起こります。副作用を抑える薬を使って対処します。放射線療法と同時におこなうと、副作用が強く現れる傾向があります。場合によってはシスプラチンの量を減らして副作用の軽減を図ります。

副作用が強すぎたら抗がん剤を減らすことも

放射線療法と化学療法は、どちらもそれぞれ副作用があります。化学放射線療法のように同時に治療をおこなうと、副作用が増幅されます。副作用に対する治療やケアはおこないますが、状態によっては治療法の見直しをすることがあります。

基本的に頭頸部がんは化学療法より放射線療法が有効で、最後まで放射線療法をおこなったほうが治療効果も高く、再発率を抑えられます。副作用が強い場合は、抗がん剤の量を変えるなどして治療を中断せずに続けられるようにします。

シスプラチン

1回に2時間ほどかけて点滴します。最も重大な副作用は急性腎不全です。左記のほかにも、肝臓や心臓の異常、耳鳴り、脱毛、だるさ、めまい、発熱なども起こることがあります。

▼主な副作用

- ●急性腎不全
- ●血液細胞（赤血球、白血球、血小板など）の減少
- ●ショック症状（呼吸困難、血圧低下など）
- ●消化器症状（吐き気、嘔吐《おうと》、食欲不振、口内炎など）
- ●皮膚の過敏症（発赤《ほっせき》、かゆみなど）
- ●神経症状（しびれ、頭痛、味覚障害、聴力低下など）

ドセタキセル

シスプラチンと同じタイミングで、同量を１時間ほどかけて点滴します。起こりやすい副作用は血液細胞の減少やむくみです。

▼主な副作用

- ●血液細胞の減少
- ●ショック症状（むくみなど）
- ●消化器症状
- ●皮膚の過敏症
- ●心電図異常
- ●肝臓の障害
- ●皮膚の異常（脱毛、色素沈着など）

フルオロウラシル

この薬は時間をかけて投与したほうが効果は高くなり、5日間かけて点滴します。下記のうち起こりやすい副作用は消化器症状です。

▼主な副作用

- ●消化器症状（吐き気、嘔吐、食欲不振など）
- ●血液細胞の減少
- ●肝臓の障害
- ●心臓の異常
- ●皮膚の異常（かゆみ、脱毛など）
- ●精神や神経の異常（ふらつき、けいれん、顔面マヒなど）

I～II期は部分切除、III～IV期は再建も必要

中咽頭がんの治療の中心は放射線療法です。手術の場合、部分切除なら機能低下は起こりませんが、病期が進むほど切除範囲は大きくなり、再建手術が必要になります。

部分切除の場合

部分切除はI～II期が対象です。切除範囲が小さく、術後の機能障害もあまり残りません。

粘膜にとどまる場合は内視鏡で切除します。特に舌根にできたがんに有用です。がんの大きさがT2まででで周囲に広がっていない場合は、口から器具を入れてがんを切除します。手術は約1時間、入院は7～10日間程度です。

1 口の中からがんを切除する

がんが扁桃腺周辺の側壁にできた場合、早期であれば扁桃摘出に似た方法で切除できます。口から内視鏡や器具を入れて、がんを切除します。

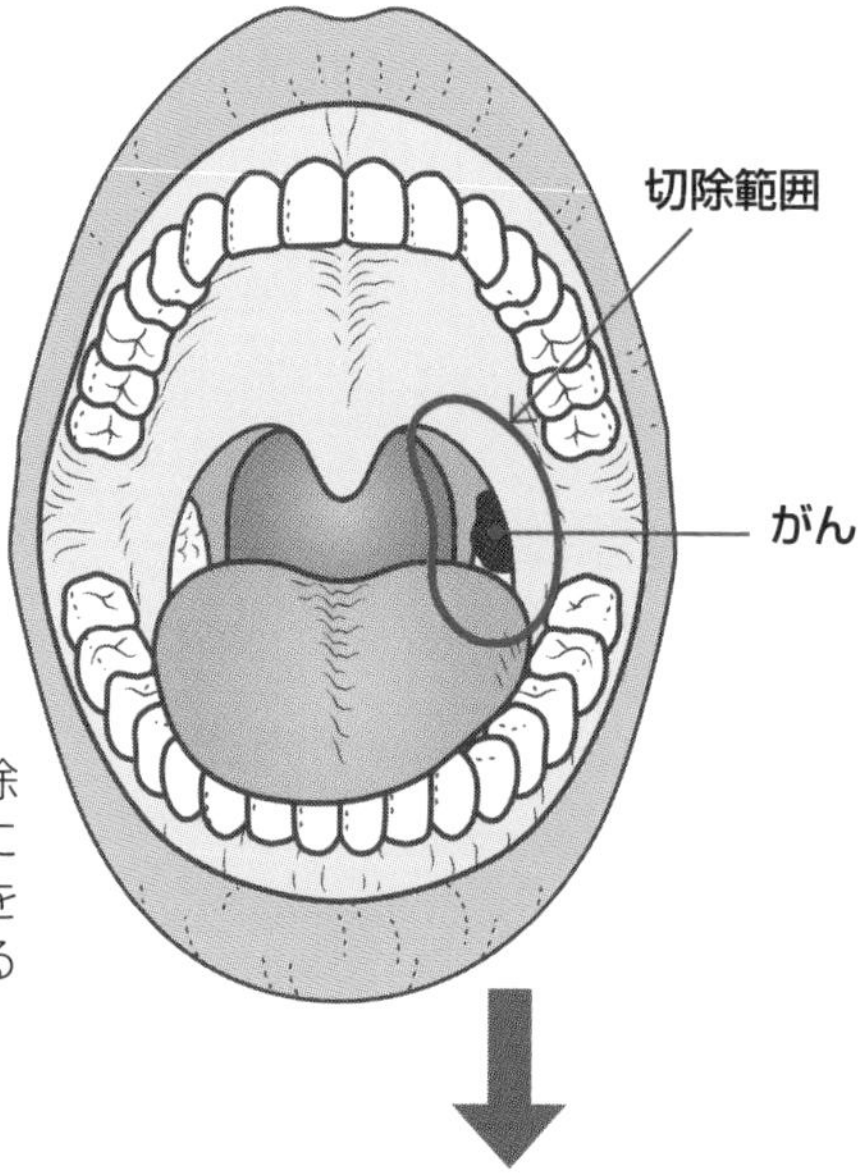

扁桃腺の周辺を切除する。がんの位置によっては舌の一部を切除することもある

2 止血して終了する

切除範囲が小さいため、再建手術は不要です。内視鏡手術では縫う必要はありません。経口的切除術では、傷の回復を促すために、人工被《ひ》覆材《ふくざい》を貼り付けることもあります。術後の傷はわからなくなります。

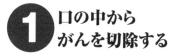

1 下唇と下あごを一部切ってから、がんを切除する

切除範囲が広い場合は、まず患部を見やすくするために、下唇と下あごの骨の一部を切断します。がんとその周囲を切除します。がんの範囲に応じて、舌や喉頭、下咽頭を切除することもあります。

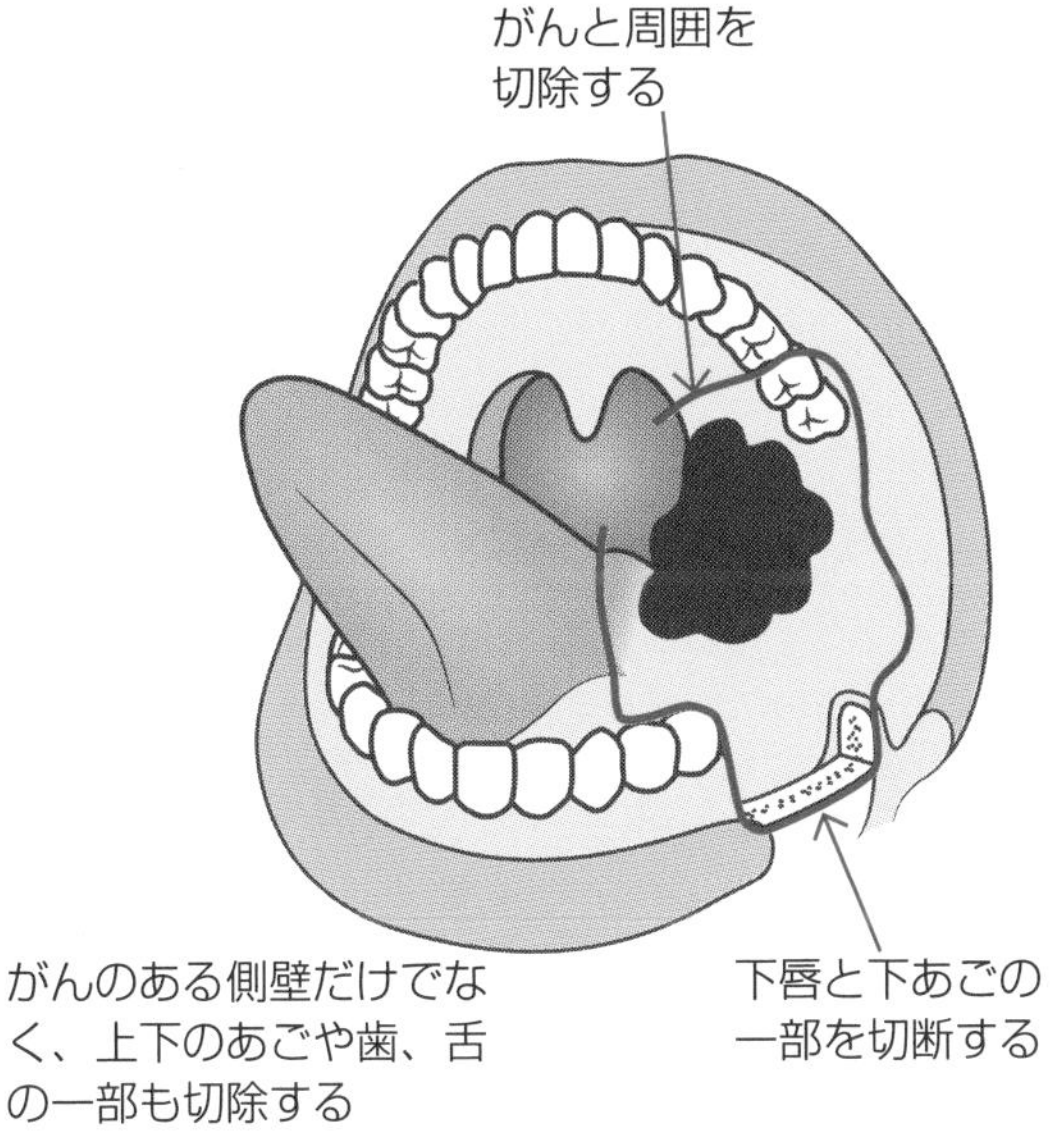
がんと周囲を
切除する
がんのある側壁だけでなく、上下のあごや歯、舌の一部も切除する
下唇と下あごの
一部を切断する

2 別の部位から組織をとって再建する

がんを切除したあとは、切除した部分だけでなく切断部位も再建します。あらかじめ、おなかや太ももから組織を採取し、切除・切断部位に移植して再建します。

拡大手術の場合

T3～T4というⅢ～Ⅳ期になると切除範囲も広くなります。手術後は機能障害も強く残り、誤嚥や鼻に食事や水分が逆流するといった障害が起こりやすくなります。それを防ぐために再建手術で機能を保ちます。手術は8～10時間、入院は3～6週間程度です。

進行していることが多いので、再建手術も必要になる

中咽頭がんは放射線が有効で、特にｐ16陽性の場合によく効くので、単独の放射線療法や化学放射線療法が治療の中心です。

中咽頭でがんが最もできやすいのは、扁桃腺を中心にした側壁です。ただ、初期にはあまり自覚症状がなく、発見されたときはある程度進行しているケースがよく見られます。

Ⅰ～Ⅱ期では部分切除ができる場合があり、手術か放射線療法を検討します。近年再建技術が向上し、Ⅲ～Ⅳ期では化学放射線療法で根治が難しい場合、拡大手術も可能になりました。

下咽頭がんと喉頭がんの手術

早期はできるだけ喉頭を残すように切除する

下咽頭がんと喉頭がんでは、内視鏡手術や放射線療法が適さない場合に首の皮膚から切る手術が選ばれます。喉頭には声帯があるため、できるだけ温存できる方法を検討します。

喉頭を温存する場合

Ⅰ～Ⅱ期のT1～T2でがんが浅く粘膜にとどまる場合は、内視鏡手術も可能です。首の皮膚を切開せずにすみます。Ⅰ～Ⅱ期のT1～T2で筋肉におよぶ場合の手術では、首の皮膚を切開します。下咽頭がんは頸部リンパ節の転移も多く、頸部郭清術もおこなうことがあります。

▼下咽頭がん

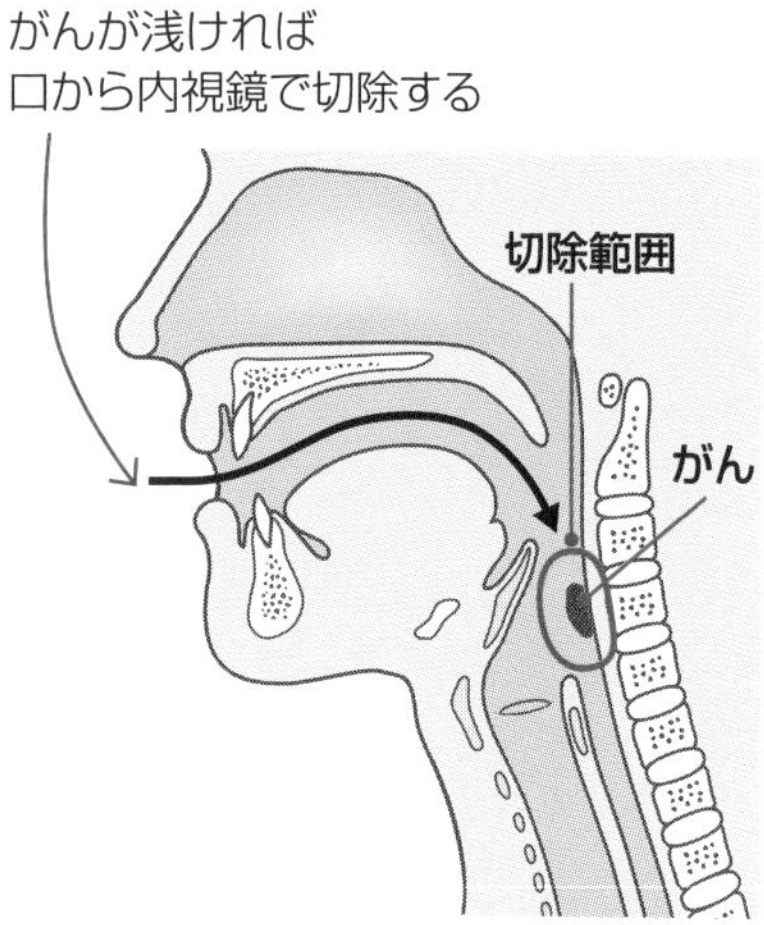
がんが浅ければ
口から内視鏡で切除する
切除範囲
がん

がんが下咽頭だけ、あるいは喉頭への広がりが小さい場合は、内視鏡を口から入れて切除し、喉頭を温存します。

切除範囲が大きいときは、外から首を切開して手術します。そのまま縫えなければ再建します。一時的に気管切開をしますが、あとで閉鎖するため、声は残ります。

▼喉頭がん

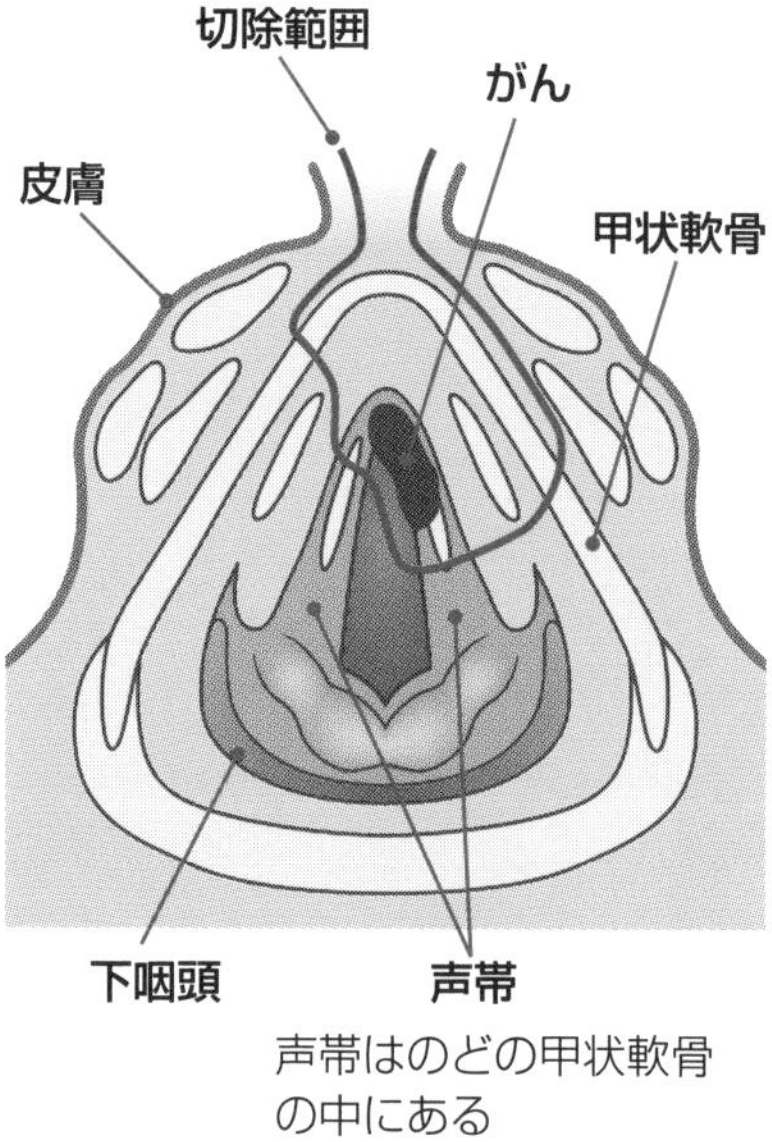
切除範囲
がん
皮膚
甲状軟骨
下咽頭
声帯
声帯はのどの甲状軟骨の中にある

浅いT1では、内視鏡レーザーで切除することがあります。深く進行したT1～T2では、喉頭を温存できる見込みがある場合に、首と軟骨を切開してがんを切除します。切除後は皮膚や筋肉を移植します。

1 首を切開し、がんと周囲を切除する

まず、首を切開して喉頭を摘出します。切除部分を縫い合わせてふさぎ、食事の通り道をつくります。気道と食道が分離されるため、空気が通る永久《えいきゅう》気《き》管孔《かんこう》を新たにつくります。

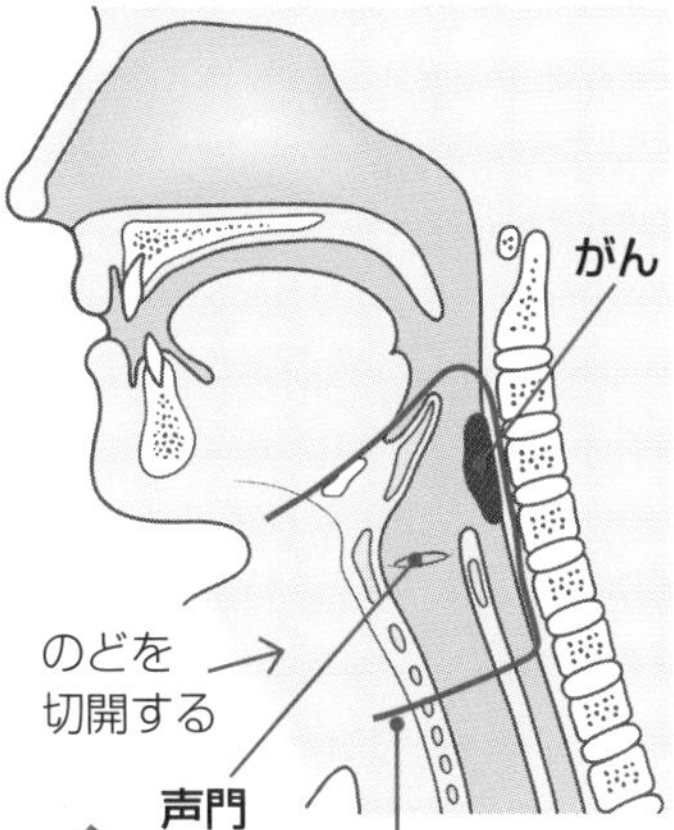
がん
のどを
切開する
声門
切除範囲

図は下咽頭がんの場合。
下咽頭にたどり着くために、
喉頭も切除する

2 下咽頭を切除したら再建する

下咽頭がんでは下咽頭と食道の一部も切除するため、再建手術が必要になります。開腹手術で小腸の一部を採取し、小腸を咽頭と食道のあいだにつないで食道を再建します。

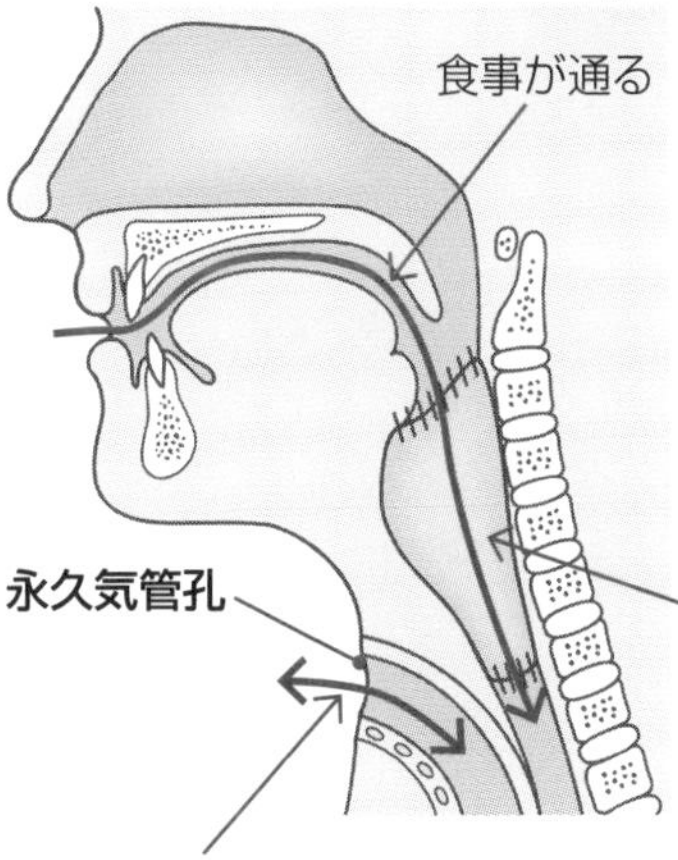
食事が通る
永久気管孔
咽頭と食道
をつなぐ
空気が通る

左右の鎖骨のあいだに、永久気管孔がつくられる。食事の通り道と空気の通り道が完全に分断され、誤嚥はなくなる

下咽頭・喉頭全摘の場合

がんの全摘では、下咽頭がんの場合は下咽頭と喉頭の両方を、喉頭がんの場合は喉頭のみを、すべて切除します。手術時間は、喉頭の全摘は約4〜5時間ですが、下咽頭の全摘には再建手術が必要なので約8〜10時間かかります。入院は3〜4週間程度です。

進行している場合は下咽頭と喉頭を切除する

Ⅰ〜Ⅱ期のＴ１〜Ｔ２は放射線療法が適していて、浅いがんなら内視鏡手術も可能です。首の皮膚を切る手術は放射線療法が適さない場合に検討されます。

放射線療法や化学放射線療法後の再発時は喉頭温存手術も検討されます。照射部位に再びがんが現れても、正常組織が放射線に耐えられず、放射線療法は受けられないためです。がんが浅ければ内視鏡手術も可能です。

がんが大きく深く広がっている場合は放射線では難しいので、下咽頭と喉頭を切除します。喉頭を全摘すると声を失います。

COLUMN

喉頭を全摘した人は十分な感染症対策を

気管が外に出ているので、感染症にかかりやすくなる

喉頭を全摘したあとは、首に永久気管孔をつくります。永久気管孔は常に露出しているため、ほこりなどが入りやすく、とても感染しやすい状態です。代替音声（→P85）で発声する際に器具や手でたびたび触れるため、手指が不衛生だと感染のリスクが高くなります。

永久気管孔がある人はふだんからかぜやインフルエンザなどの感染症対策を心がけるようにしましょう。

まず、こまめに手を洗う習慣をつけます。永久気管孔には乾燥や感染を防ぐためにマスクを着用します。使用するマスクやガーゼも清潔を保ちます。

代替発声を使用する前に手を洗ったり、道具をアルコール消毒したり除菌ティッシュなどでふいたりしましょう。

▼対策の例

人工鼻やガーゼで覆う

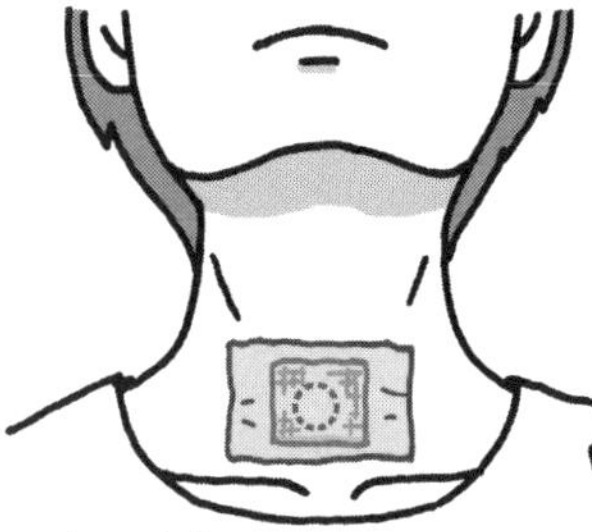

人工鼻*はフィルターを内蔵し加湿効果がある。永久気管孔にはめて使う

マスクを紐で着ける

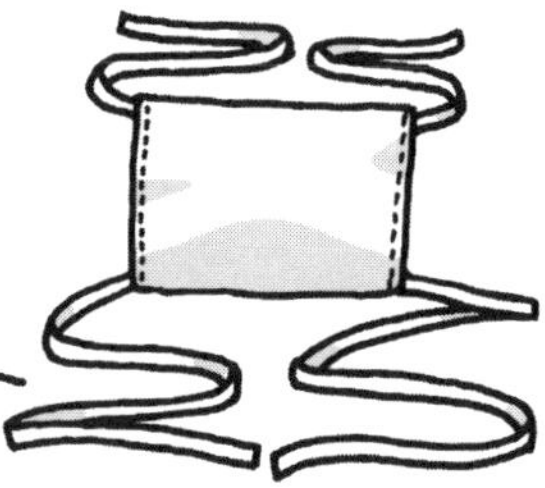

マスクはゴムを紐にして首や背中で結ぶとよい

おふろの水位を低めにする

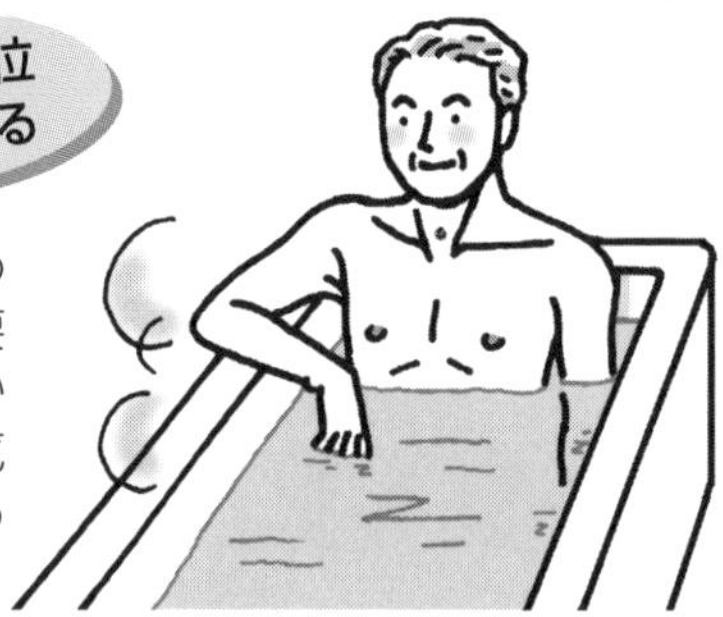

体の清潔を保つため入浴は重要だが、湯船につかるときは永久気管孔に水が入らないようにする

＊健康保険適用あり。自治体の補助が受けられることも（→P98）

第5章

治療後のリハビリと日常生活

治療後は、口とのどの機能が低下している部位や程度を調べ、
必要なリハビリを受けます。
リハビリは入院中だけでなく、退院してからも続けます。
再発が治療後2年以内に起こりやすいので、定期的な受診をして
チェックすることが重要です。

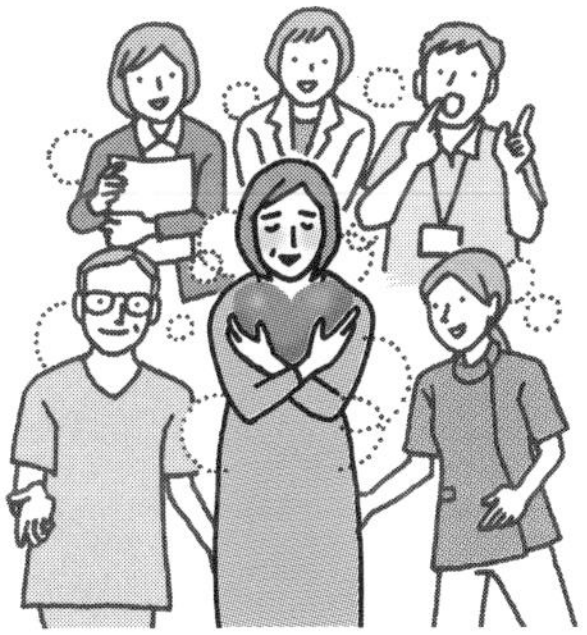

失った機能を補う

障害の部位を確認し、あせらず練習する

放射線療法や手術などで治療したあとは、程度の差はありますが話したり食事をしたりするための機能に障害が残ります。障害の部位や程度に合わせたリハビリテーションが必要になります。

リハビリの進め方

リハビリテーションは、治療や手術のあとにできるだけ早く開始します。手術後は、傷や回復の状態を見ながら進めます。化学放射線療法の場合は副作用を予防・軽減する目的で、治療開始前または治療開始と同時にリハビリを始めます。

できること、できないことを把握する

治療後は、これまでとは口やのどの形・状態が変化して、とまどうでしょう。傷や回復の状態を確認しながら、リハビリテーションを開始します。

その前に、自分の機能障害がどの程度なのかを把握することが大切です。食べたり飲んだり

◀手術の場合

術後〜7日ごろ

傷の回復に努め、口の中を清潔にする

手術直後は傷口を保護するため無理に動かさず、回復に専念します。口腔ケア（→P86）を中心に、口中を清潔に保ちます。術後7日目ごろになったら、障害部位を特定するための検査をおこないます。

▼放射線療法、化学放射線療法の場合

治療前〜開始後

副作用を防ぐため、運動やストレッチをする

放射線療法は、副作用として首や口の組織が線維化して硬くなりがちです。首を伸ばしたり唇や舌などを動かしたりして予防します。全身の倦怠感《けんたいかん》から体力が低下しやすいので、適度な運動やストレッチで体力をつけましょう。

症状が現れてきたら

する機能や話したりする機能がどうなっているのかチェックします。できなくなったこと、難しくなったこと、以前と変わらずできることを自分自身で実感し、確認します。

　適切なリハビリが受けられるように、医療機関で検査を受けて、具体的な障害部位を特定していきます。

口内や嚥下の状態を調べる

- 舌や唇の動き、鼻腔《びくう》閉鎖の検査
- 嚥下《えんげ》障害の画像検査
- 誤嚥《ごえん》の有無を調べる検査

　エックス線検査や内視鏡を使って嚥下機能を調べ、口から飲食できるかどうかを確認します。喉頭を全摘した場合は、バリウムのような検査薬を飲んで食道造影検査を受け、誤嚥や傷口からの漏れがないことを確認します。

言葉や声の状態を調べる

- 会話の聞きやすさや明瞭度《めいりょうど》の検査
- 音声機能の検査

　発声や構音は、主に言語聴覚士が検査をおこないます。話す言葉の明瞭さや聞き取りやすさ、話すときの舌や口の動きなどを調べます。そこから、必要なリハビリの説明や指導を受けることになります。

退院まで

抜糸後から積極的にリハビリを進める

　抜糸がすんだころから本格的なリハビリが始まります。嚥下障害の程度に応じたリハビリを開始します。障害が強く、口からの食事が難しい場合は、一時的に胃ろう造設などの処置をおこないます。

治療終了まで

副作用を軽減する対策やリハビリをする

　唾液の減少や口腔内の乾燥、粘膜の痛みなど放射線療法の副作用が起こるため、その対策をします。食事のとり方や工夫のしかたを習い、音声訓練の指導も受けましょう。

必要に応じて受ける

外来で

リハビリを続ける

　退院時や治療終了がゴールではありません。リハビリは自宅でも続けます。必要に応じて通院し外来で指導を受けます。

食事のリハビリ①

障害の部位に合わせて舌や首を訓練する

手術をしたあとは舌や唇、のどを動かしにくくなり、嚥下運動がスムーズにできなくなります。一人ひとりの障害の程度に合わせ、訓練していきます。

口やのどの筋トレとストレッチはいつでも必要

術後は、飲食物を噛んだり飲み込んだりする一連の嚥下運動がスムーズにできなくなります。「噛む・飲み込む」プロセスは複数の段階に分けられていて、どの段階にどんな障害があるかによってリハビリの内容も変わってきます。

基本的に嚥下運動には口やのど、首の筋肉の動きが不可欠です。まずはその筋力を鍛えるトレーニングやストレッチをおこない、次に実際に食べるリハビリも並行して進めていきます。

嚥下障害やリハビリについて、くわしくは藤島一郎監修『嚥下障害のことがよくわかる本』（講談社）もご参照ください。

食べ物を使わずに訓練する

治療後に回復してきたら、食べ物を使わないリハビリを始めます。舌や口、のどの筋肉を鍛え、嚥下に必要な筋力をつけます。左記は代表的なものですが、ほかにも多くのメニューがあり、障害部位や程度に応じて選ばれます。

▼障害の起こる部位

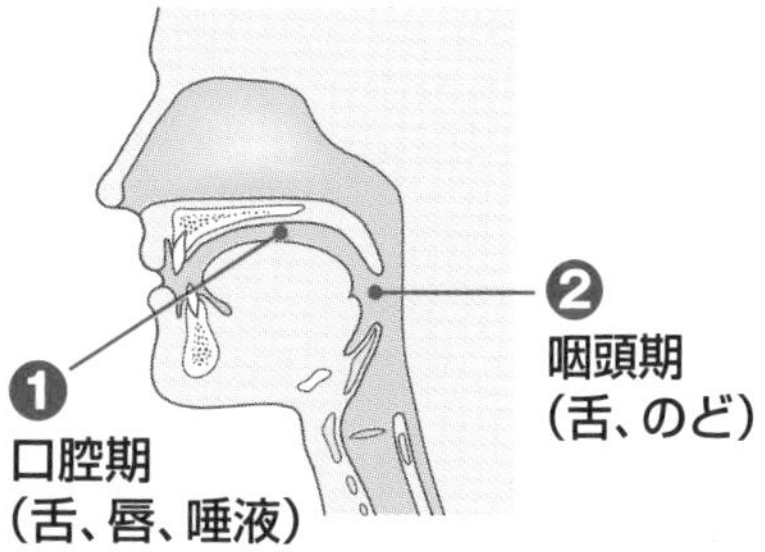

治療後の障害で問題になるのは、主に口腔期と咽頭期です。口腔期に障害があると、噛んだり飲み込んだりしづらくなります。咽頭期に障害があると、鼻へ逆流したり一度で飲み込めなくなったりします。

▼準備運動

首を前にゆっくりと倒し、5〜10秒保ったら戻す。うしろも同様におこなう

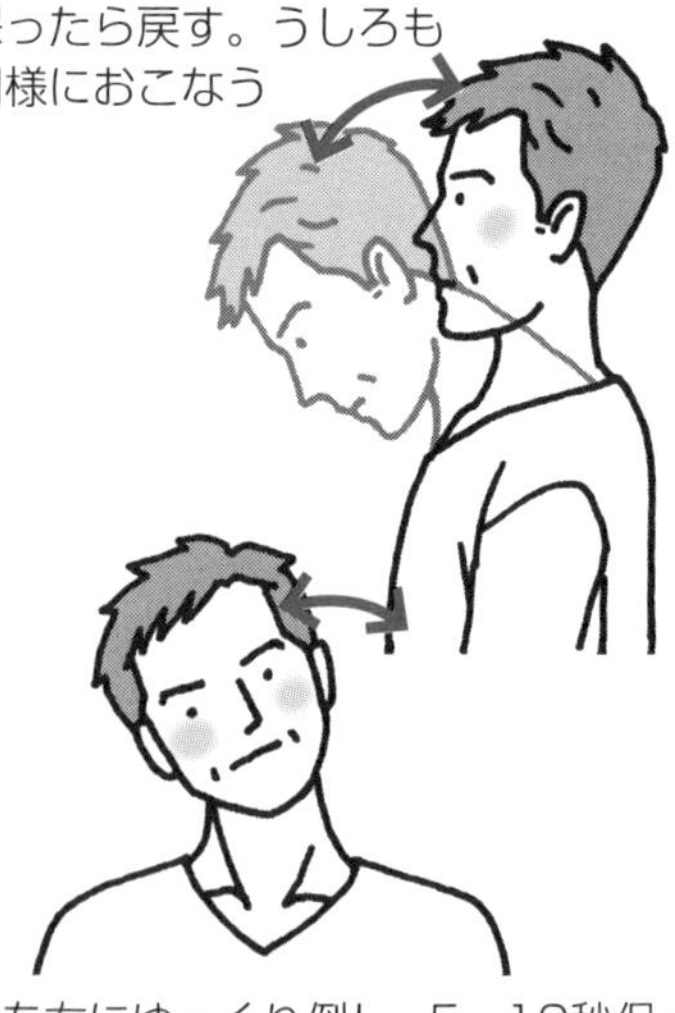

首を右にゆっくり倒し、5〜10秒保ったら戻す。右を見るように首をひねり、5〜10秒保つ。左側も同様におこなう

舌のストレッチ

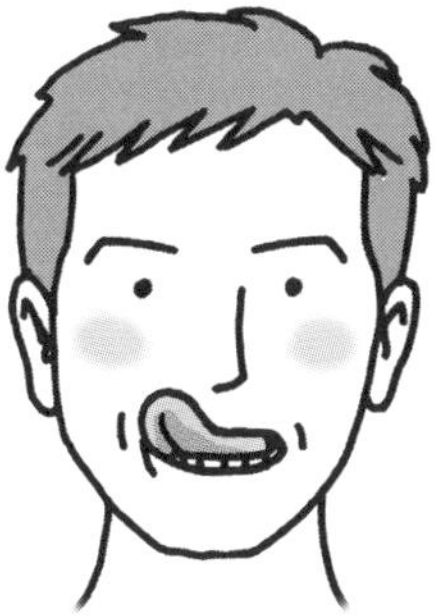

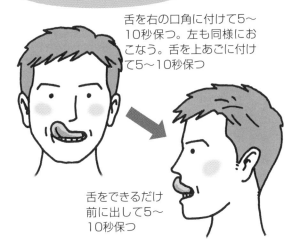

舌を右の口角に付けて5～10秒保つ。左も同様におこなう。舌を上あごに付けて5～10秒保つ

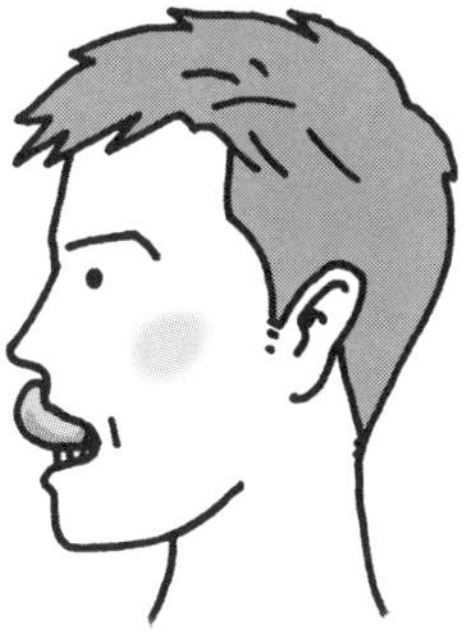

舌をできるだけ前に出して5～10秒保つ

舌の筋トレ

❶小さなスプーンを用意する。舌を前に出す。スプーンで舌の先端を上から下に押し、舌でスプーンを押し返す。5～10秒保つ

❷スプーンで舌の側面を中央に寄せるように押し、舌で押し返す。5～10秒保つ

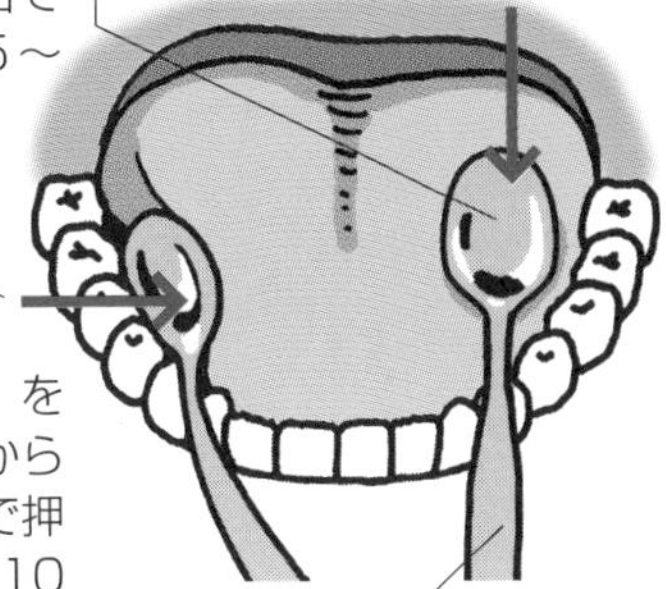

❸舌の奥（舌根）をスプーンで上から下へ押し、舌で押し返す。5～10秒保つ

のどの筋トレ

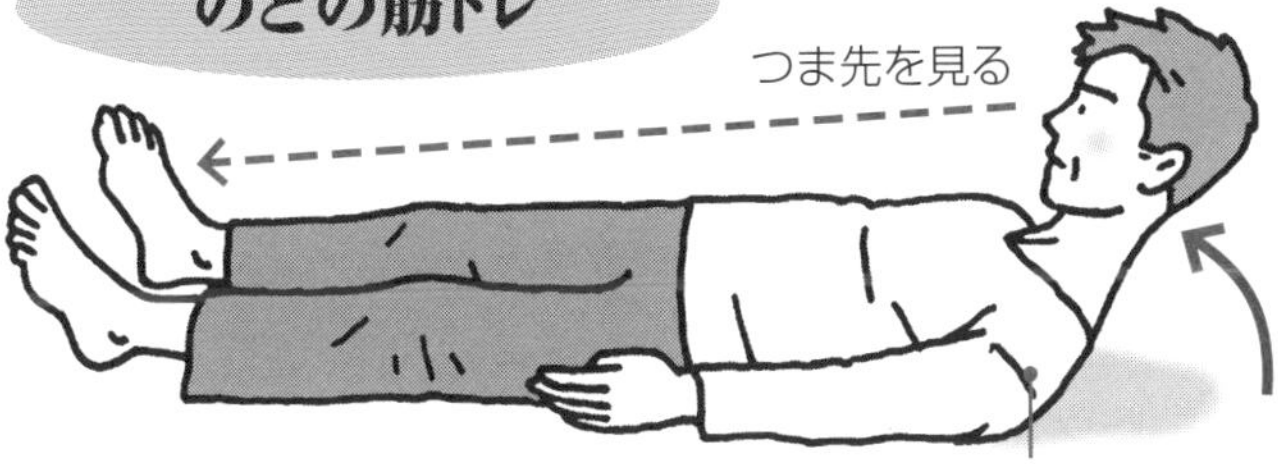

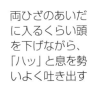

枕を使わず仰向けになる。頭だけを上げ、つま先を見て10～60秒保つ。頭を戻して1分休む

誤嚥を防ぐ呼吸

いすに座る。おなかに手を当て、息をたくさん吸い込む

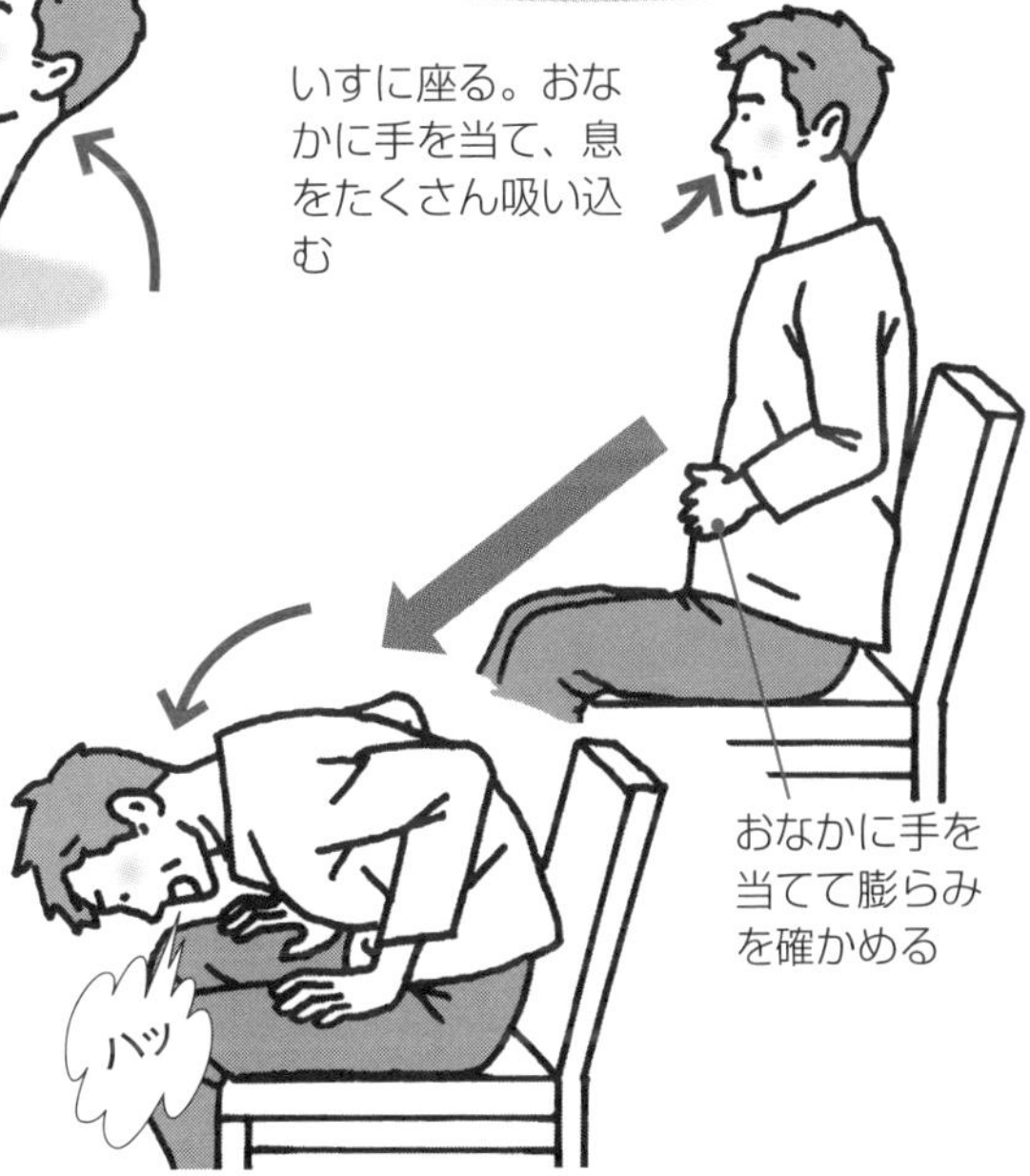

おなかに手を当てて膨らみを確かめる

両ひざのあいだに入るくらい頭を下げながら、「ハッ」と息を勢いよく吐き出す

三〇分程度で食べられるものを選ぶ

リハビリの目標は、退院後に自宅で誤嚥などのトラブルを起こさないことです。自分の障害の程度に合わせた食事を選び、食べ方を身につけましょう。

食べるときの工夫例

誤嚥を防ぐには、姿勢が重要です。食事をベッドでとるか、いすでとるかで、正しい姿勢は異なります。飲み込み方は、自分の状態に合わせた方法の指導を受けて練習します。誤嚥を防ぐには、息を止めて飲み込むと安全です。

▼飲み込みに左右差があるとき

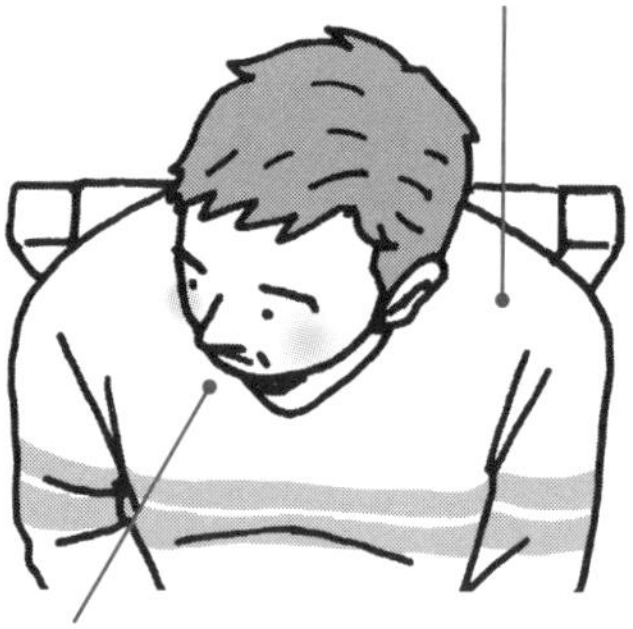
肩は動かさない
治療した側の肩を見るように飲み込む

治療の影響で、食べ物がのどを通過するときに左右で通りやすさに差があるときは、治療した側に首をひねると、安全に飲み込める

▼基本の姿勢（いすの場合）

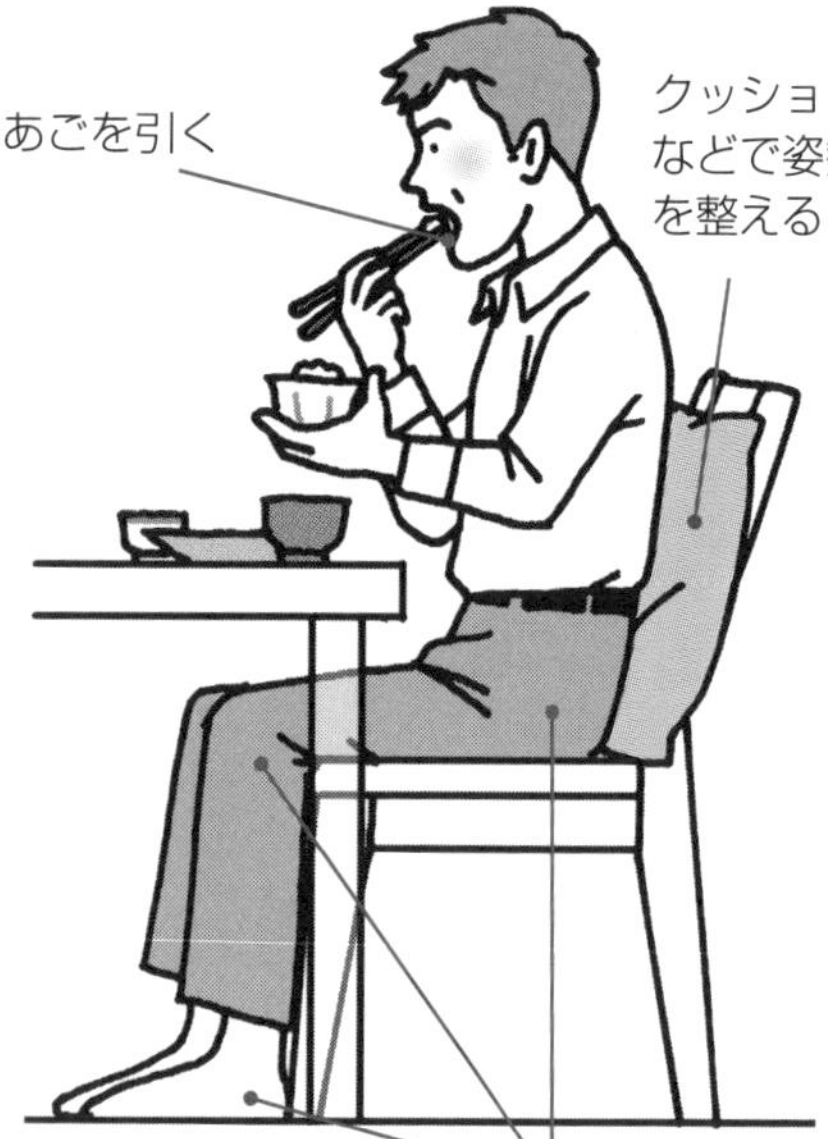
あごを引く
クッションなどで姿勢を整える
腰・ひざ・足首は直角に

足の裏を床につけて体を安定させる。あごを少し引いて、食事に集中できるような姿勢を保つ。姿勢を保てるように背もたれやクッションを使い、いすの高さも調節する

自分に合うレベルの食事で誤嚥を防ぐ

リハビリでは、退院後に自宅で食事を誤嚥せず、安全に食べられることを目指します。

リハビリでは食べるときの姿勢や注意点を守り、自分に合った食事レベルのものを食べます。食事レベルとは、ゼリー状やペースト状などの食形態によ

Level Down

●食事中にむせやのどのつかえ感がある
●食後に痰が増えたり発熱したりする

むせる、のどでゴロゴロ音がする、つかえた感じがするのは、誤嚥が起こりそうなサインです。無理をせずそこで食べるのを止め、レベルを下げてから、またリハビリを続けます。

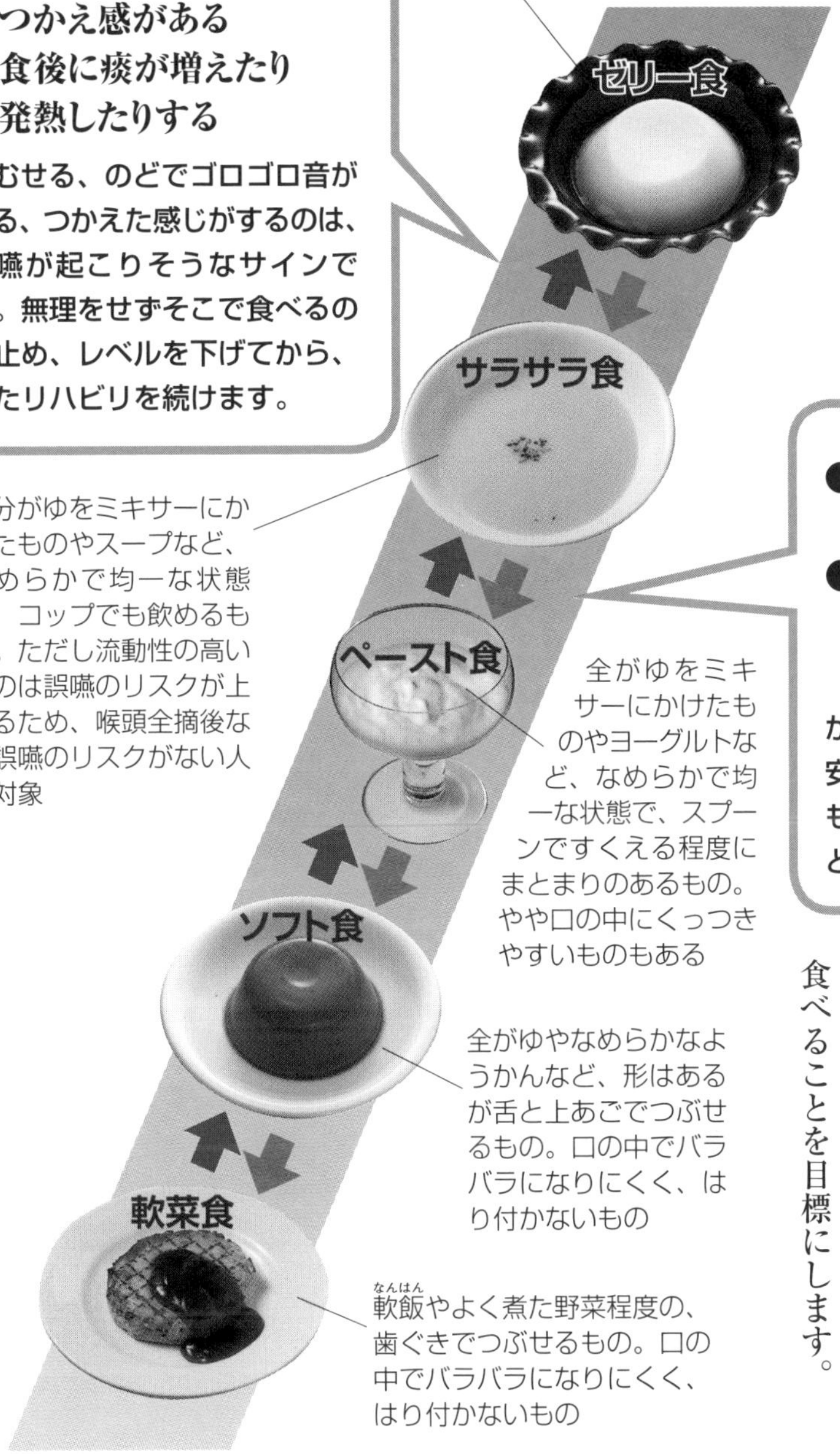
ゼリー食
サラサラ食
ペースト食
ソフト食
軟菜食

プリン、ゼリー、ムースなど。スプーンですくうと形があり、舌や上あごでつぶせるもの

五分がゆをミキサーにかけたものやスープなど、なめらかで均一な状態で、コップでも飲めるもの。ただし流動性の高いものは誤嚥のリスクが上がるため、喉頭全摘後など誤嚥のリスクがない人が対象

全がゆをミキサーにかけたものやヨーグルトなど、なめらかで均一な状態で、スプーンですくえる程度にまとまりのあるもの。やや口の中にくっつきやすいものもある

全がゆやなめらかなようかんなど、形はあるが舌と上あごでつぶせるもの。口の中でバラバラになりにくく、はり付かないもの

軟飯《なんはん》やよく煮た野菜程度の、歯ぐきでつぶせるもの。口の中でバラバラになりにくく、はり付かないもの

食事のレベルとは

誤嚥を防ぐために、障害の程度に応じた食事レベルにします。検査で適した食事レベルを調べてから指導を受けます。レベルは難易度の低いものから始め、同レベルのまま量や頻度を増やし、クリアできたら食事レベルを上げるというように段階を踏みます。

Level Up

●3回連続して30分以内に7割以上食べられた
●発熱やむせ、痰の増加などがない

上記の条件をクリアすることが、食形態をレベルアップする目安です。体重が減っていないことも、食事がきちんとできていることの重要な目安となります。

る分類です。五段階のレベルがあり、状態に応じて少しずつレベルアップしていきます。

うまく食べられるかは、そのときのコンディションに左右されます。時間がかかりすぎると、疲労から誤嚥を起こしやすくなるので、三〇分以内に七割以上食べることを目標にします。

発音のしかたや代替音声での発声を練習

治療のために舌や口の中、喉頭などを切除すると、話す機能が障害されます。残された機能で発音・発声ができるようにするため、リハビリが不可欠です。

発音のリハビリ

舌を切除すると、正確な発音が難しくなります。再建手術をしても、再建部分は動かしにくくなるからです。残った舌や唇、口周りの筋肉を利用し、発音できるようにリハビリをします。食事のリハビリでおこなう舌の筋トレやストレッチも、発音の練習に役立ちます。

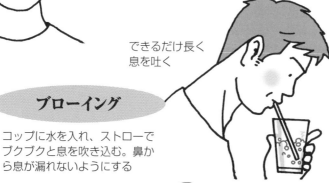

唇の筋トレ

箸などを唇ではさみ、唇に力を込めて5〜10秒保つ。箸を唇ではさんだまま手で左右や前後に軽く動かし、唇で抵抗しながら同じく5〜10秒ずつ保つ

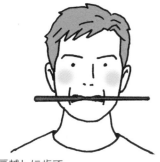

唇越しに歯で
噛んでは
いけない

ブローイング

コップに水を入れ、ストローでブクブクと息を吹き込む。鼻から息が漏れないようにする

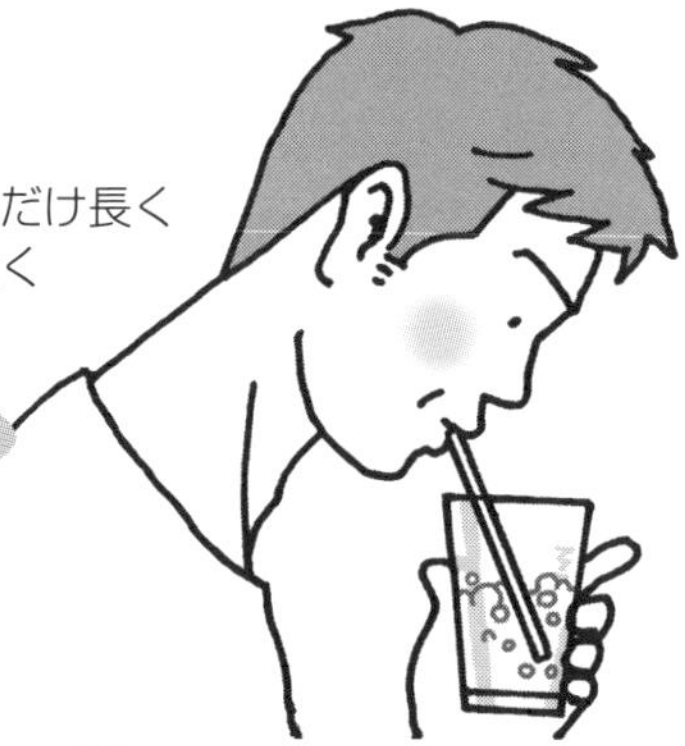

できるだけ長く
息を吐く

構音《こうおん》訓練法▶

舌を切除すると、発音が難しくなる言葉があります。構音訓練では、これらを集中的に訓練します。頭の中で音をイメージし、声を出さずに舌だけを動かします。イメージした声を実際に発声して、イメージと違う場合は、口や舌の位置・形を変えてイメージ通りの言葉になるまでくり返し練習します。

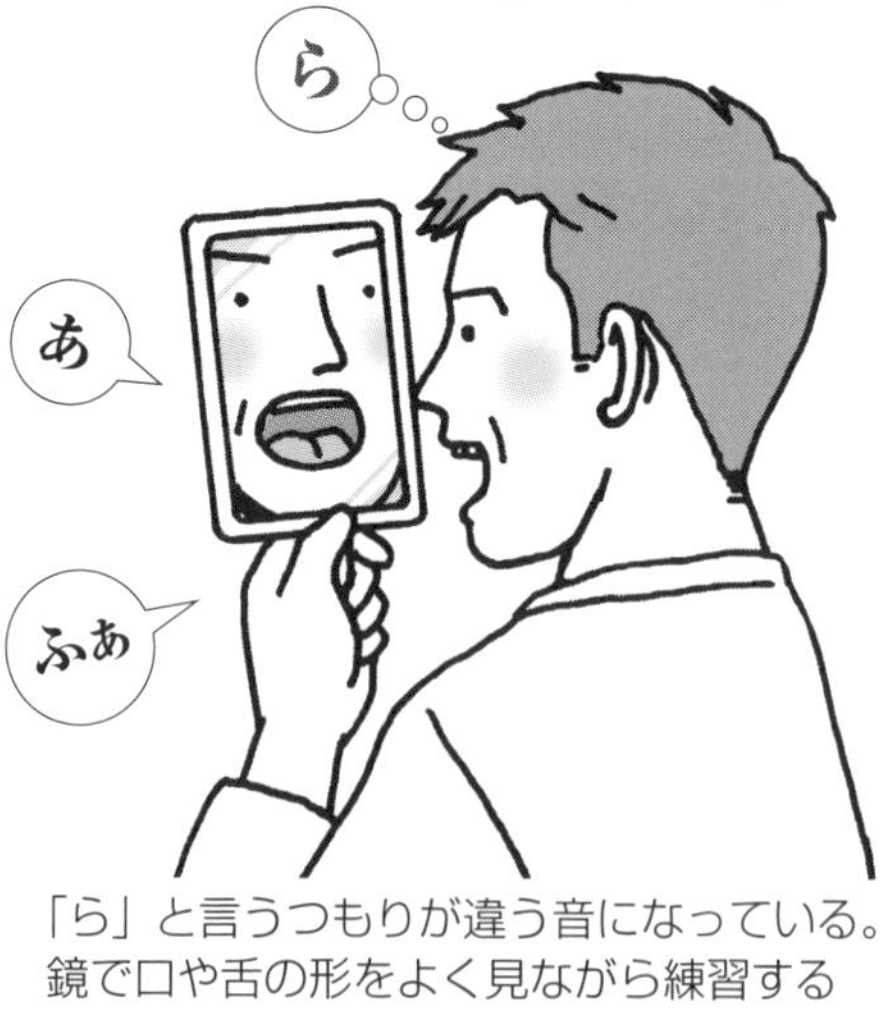

「ら」と言うつもりが違う音になっている。鏡で口や舌の形をよく見ながら練習する

言葉や声を失っても リハビリで再度習得できる

舌や口の中、のどなどを手術で切除すると、話すための機能が障害されます。これを構音障害といいます。構音障害は、食事のリハビリの進行とともにある程度改善できます。自分の口の状態に合わせて指導を受け、リハビリを続けましょう。

喉頭を全摘し、声を失ったら筆談でコミュニケーションをとり、代替音声を利用します。代替音声には三種類あるので、自分に合ったものを選ぶとよいでしょう。

発声のリハビリ

喉頭を全摘した場合は、代替音声を利用します。3種類があり、最も習得しやすいのは電気式で、食道発声はかなり練習が必要です。

現在はシャント発声を選ぶ人が増えています。元の声のような自然な声が出ます。

▼代替音声と特徴

	電気式	食道発声	シャント発声
代替音声の種類	マイクのような器具をのどの下に当て、振動させて発声する。簡便で、すぐに習得できる。発声時に器具で片手がふさがり、声が機械的	空気を食道にため、吐き出しながら声を発する方法。道具は必要ないが、習得に時間がかかり、高齢者には習得が難しいことも多い	シャントを留置して、肺の空気を食道に送って発声する。発声時に片手がふさがる。約30分の手術と5日間の入院、定期的な受診が必要
習得の目安	1〜2週間	3〜6ヵ月	翌日〜2週間
声の大きさ	大きい	ふつう	ふつう
一度に話せる量	長文可	短文	長文可
声の抑揚	×	△	○
備考	器具は10万円以内（補助があることも→P98）	器具や手術が不要。食道発声教室に通う	メンテナンスは月額1万円程度（保険適用可）

食道発声で単音を発音できる割合は、2ヵ月以内で約6割、4ヵ月以内で約9割[*1]。下咽頭を再建した人は食道発声の習得が難しいでしょう。シャント発声は手術が必要ですが、手術翌日から発声でき、特別な訓練がなくても日常会話ができる人は約9割です[*2]。

▼シャントとは

シャントはシリコン製のチューブで、手術で分離した気管と咽頭・食道をバイパスするもの。食事の逆流を防ぐ弁があり、空気だけを通す

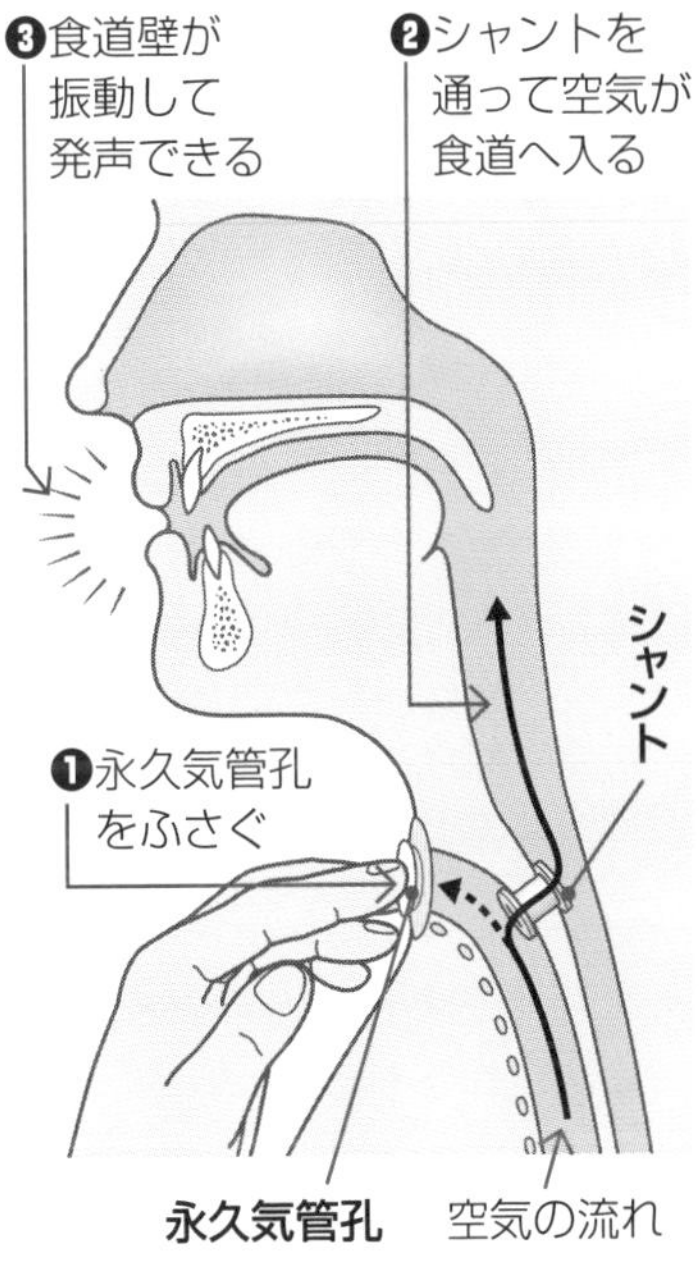

❸食道壁が振動して発声できる
❷シャントを通って空気が食道へ入る
シャント
❶永久気管孔をふさぐ
永久気管孔
空気の流れ

*1　藤井隆ら、日本耳鼻咽喉科学会会報96、1993年
*2　福島啓文、Monthly Book ENTONI, 195、2016年

口のケア

口の形や感覚が変わるので歯みがきを工夫

口とのどのがんでは、治療前〜治療中、そして治療後も口のケアがとても重要です。口内を清潔に保つだけでなく、治療の副作用を防ぐ効果があるからです。

セルフケアのポイント

術後は傷口がまだ痛かったり、副作用で口内炎があったりして通常の歯みがきがしにくい状態です。嚥下障害がある人は、食事を少しずつ頻回とるため、より汚れやすくなります。歯みがきができないときは、洗口剤でうがいをするなど、こまめにケアします。

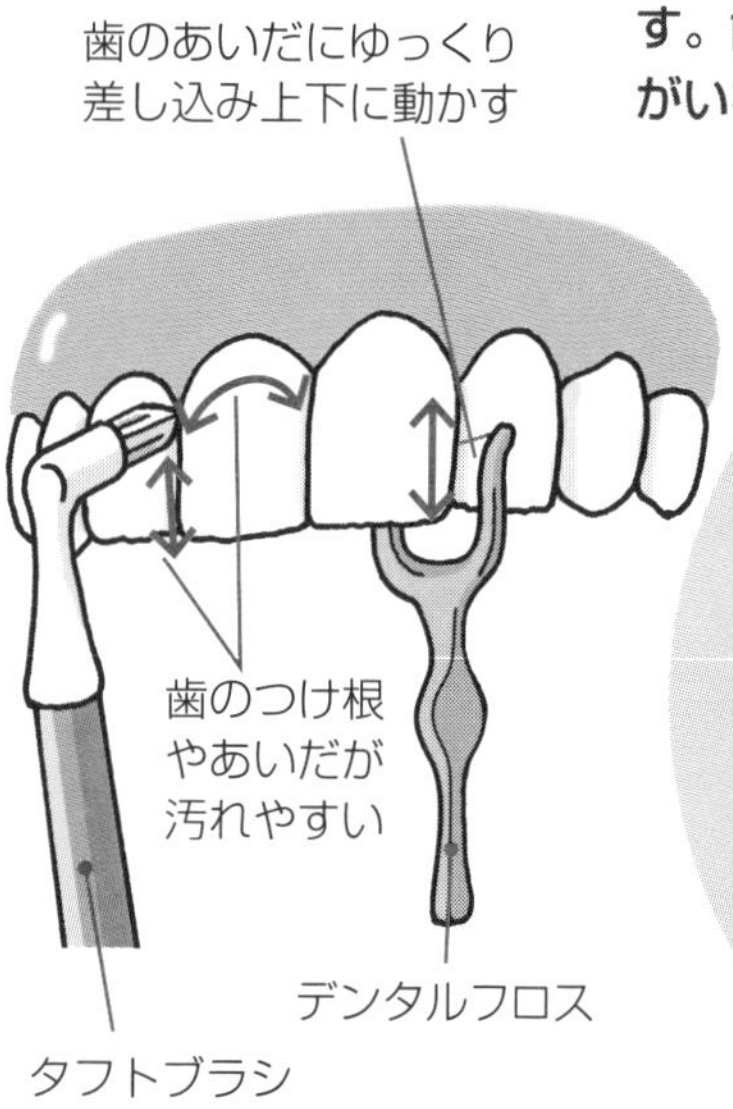

歯のあいだにゆっくり
差し込み上下に動かす
歯のつけ根
やあいだが
汚れやすい
デンタルフロス
タフトブラシ

小さな歯ブラシですみずみまでみがく

口を大きく開きにくいときや傷口に当たるのが不安なときは、ヘッドが小さな歯ブラシを選ぶとよいでしょう。1本ずつみがくタフトブラシや、歯のあいだをみがく歯間ブラシ・デンタルフロスなど便利な道具も活用してください。

再建部分はスポンジブラシで

手術で再建した舌などは汚れやすいので、スポンジブラシでそっとこすって汚れを落とします。知覚がなく痛みを感じませんが、力を入れてゴシゴシとこすってはいけません。スポンジブラシは口内炎があるときにもおすすめです。

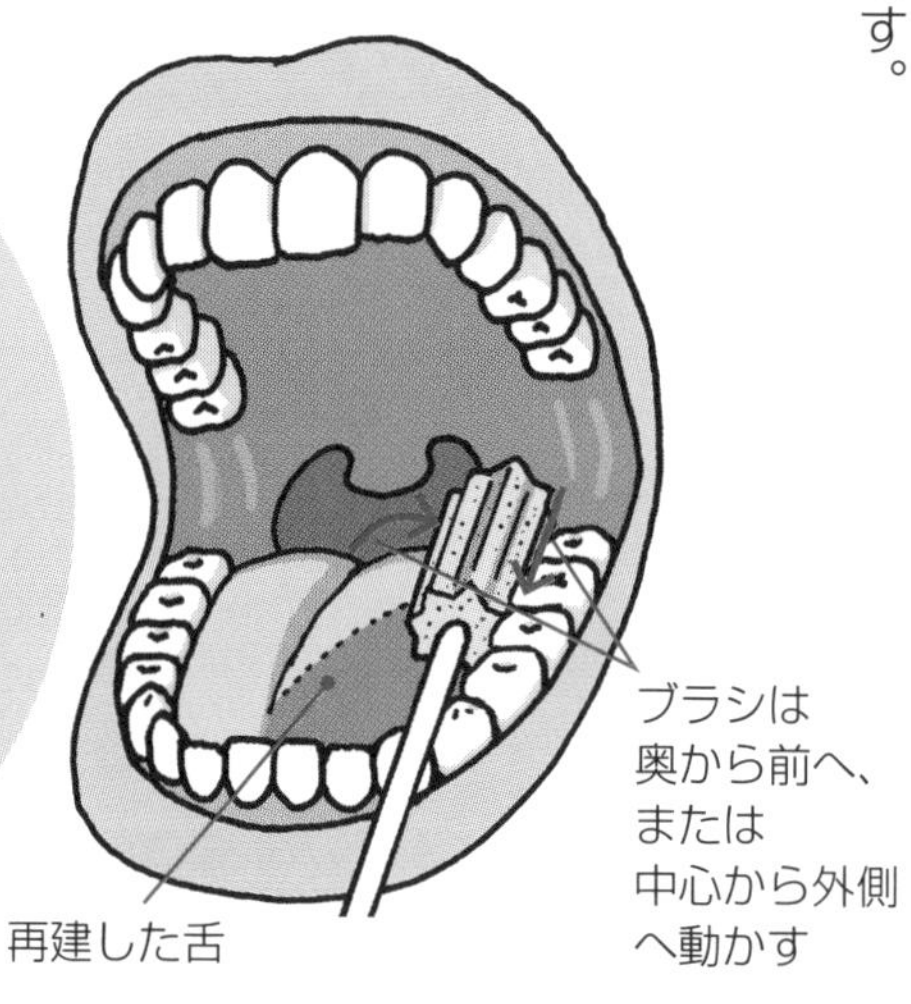

ブラシは
奥から前へ、
または
中心から外側
へ動かす
再建した舌

タバコやアルコールは口内トラブルの元

口内は、粘膜にある血管から物質が吸収されやすくなっています。治療後も喫煙や飲酒を続けると、タバコの有毒成分やアルコールの刺激をダイレクトに受けます。

また、口とのどのがんの大きな発生要因は、喫煙と大量飲酒です。再発防止と口中と体の健康のためには、禁煙・禁酒が必須です。

保湿剤は特に寝る前に使うと効果的

副作用で唾液の分泌が減って口中が乾燥しやすくなると、細菌が繁殖してむし歯や口内炎、誤嚥性肺炎の原因になります。特に就寝中は口内で細菌が増えやすいため、就寝前に歯みがきをしてから保湿剤を使います。日中も適宜使用しましょう。

こまめにうがいや水分補給もしよう

口の中が乾燥しやすい人は、こまめに水分補給やうがいをすることも保湿になる。口内炎などで歯みがきが十分にできないときは、うがいをこまめにして、口内の清潔を保ちましょう。

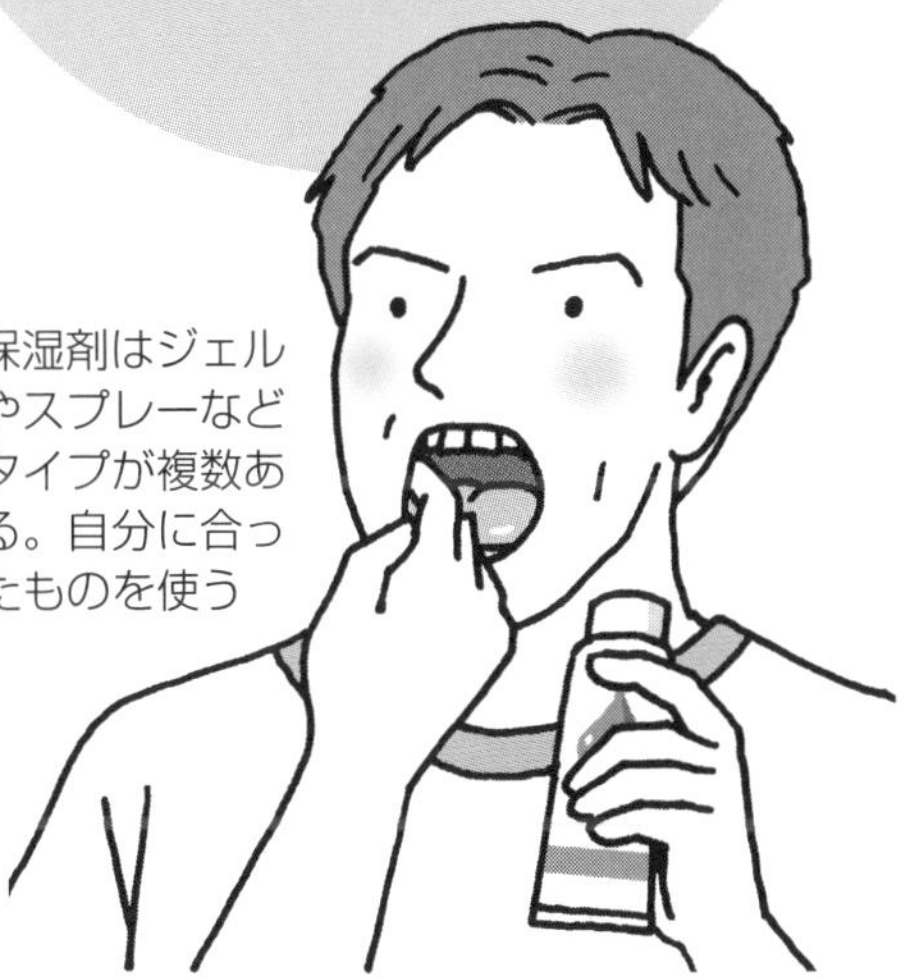

保湿剤はジェルやスプレーなどタイプが複数ある。自分に合ったものを使う

ケーススタディ

Dさん（舌がんⅢ期、手術+術後補助療法→P59）

Dさんは舌を半分切除し、術後に化学放射線療法を受けました。治療後も唾液の減少が治らず口が渇くので、水筒を持ち歩きこまめに水分をとっています。歯科でセルフケアの指導と定期的な歯科検診も受けています。

がん治療によって口の中が不衛生になりやすい

手術後は、傷跡があったり口内の形が大きく変化したりしています。今まで通りの歯みがきでは口中が不衛生になりやすく、傷口の感染や口内炎、誤嚥性肺炎などの原因にもなります。術後は自分に適した口腔ケアの指導を受け、清潔を保ちます。

放射線療法の場合、治療前から口腔ケアを始めると口内炎などの副作用の軽減にもつながります。歯科医や歯科衛生士による、専門的な指導とケアを受けましょう。

体力が回復すると飲み込みもよくなる

口とのどのがんは、体を動かす機能には影響ありません。ただ手術や治療後に、肩を動かしにくくなったり体力が低下したりしやすいので、回復に努めます。

肩を動かしやすくする

頸部郭清術を受けた人は、手術で神経が切断または圧迫された影響で背中の「僧帽筋《そうぼうきん》」が動かしにくくなります。僧帽筋は主に肩を動かす筋肉なので、一時的に肩の動きが悪くなったり痛みが出たりします。ストレッチで肩を動かせる範囲を広げます。

▼ストレッチの例

仰向けになる。腕を曲げて、ひじを前後上下に動かしたり回したりする。できるだけ大きく、ゆっくりと動かす

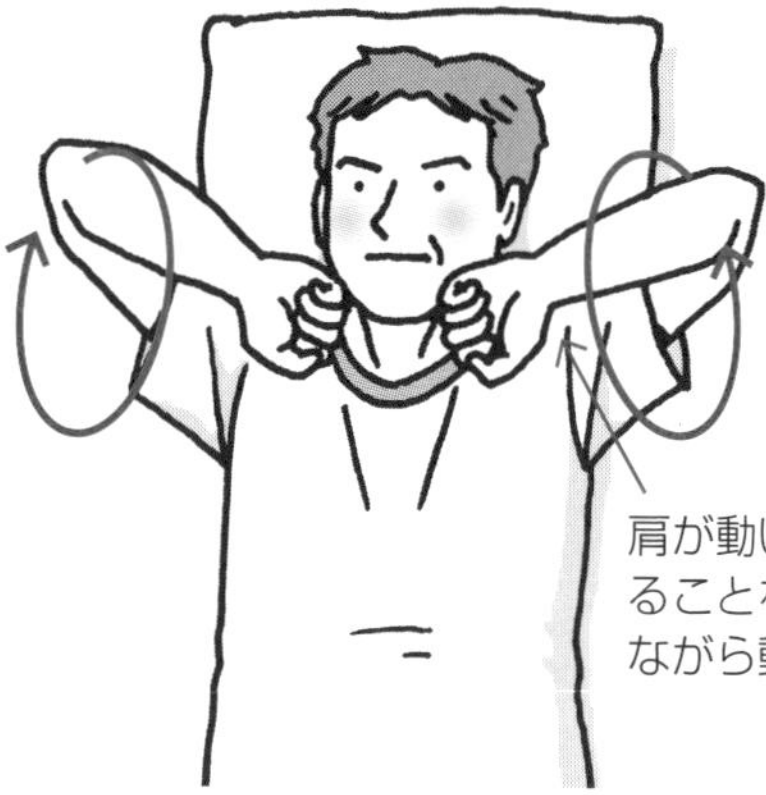
肩が動いていることを感じながら動かす

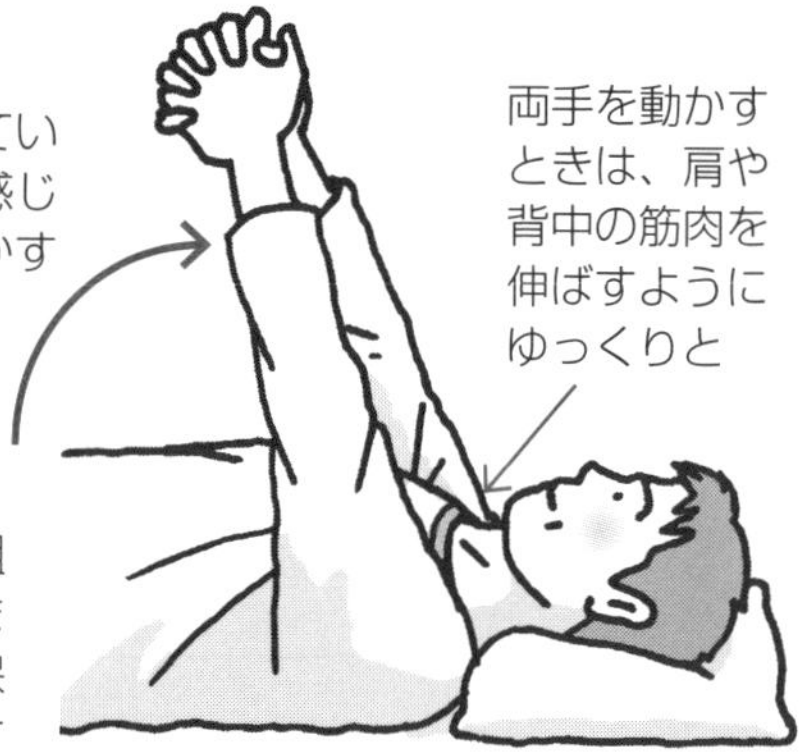
両手を動かすときは、肩や背中の筋肉を伸ばすようにゆっくりと

仰向けになる。両手を組んで、上げられる高さまで上げる。5～10秒保ったら、ゆっくり下ろす

日常生活のポイント

- **治療した側の手で重いものを持たない**
- **腕を下げたままにしない**
- **肩を冷やさない**

手術した側の首と肩に、負荷をかけすぎないように注意します。バッグは軽くし、手術していない側で持ちます。冷えると動かしづらくなるので、肩掛けやホットパックなどで保温しましょう。

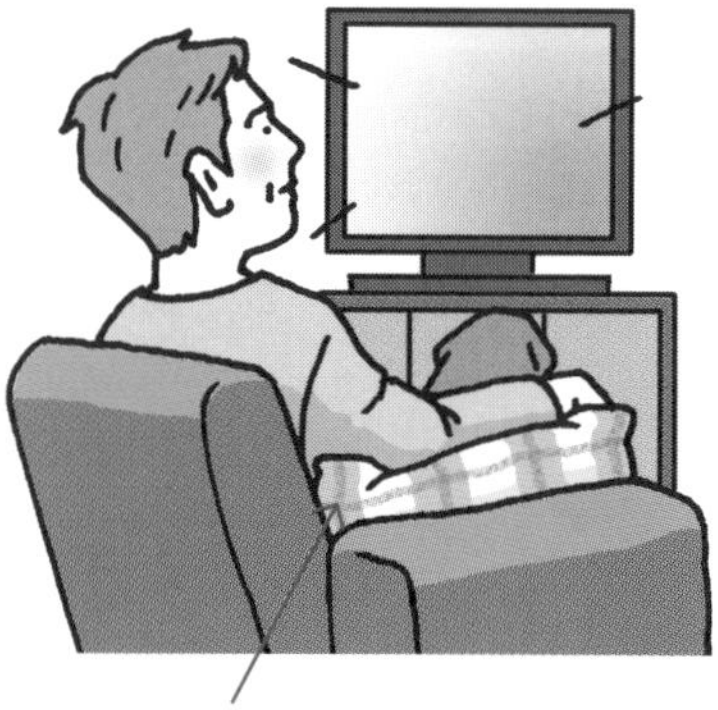

座るときも腕が下がらないよう、クッションやひじ掛けを使う

体力が低下すると

- 誤嚥しやすくなる
- 食事量が落ちやすくなる
- 声を出しにくくなる
- 気分が落ち込みやすくなる

飲み込むのも話すのも体力を使ううえ、体力低下は心にも大きく影響します。体力をつけながら、以前の生活に少しずつ戻します。仕事や人付き合い、趣味などに取り組むと張り合いが出て、体力・気力の回復にもつながります。

体力の回復に努めよう

手術や治療の直後は体力を消耗しています。食事量も減りがちで、いっそう体力が低下しやすい状態です。全身の筋力や体力は、発声や嚥下機能の回復にもつながります。治療が一段落したら、体力を回復させましょう。

治療で体力が落ちるので体を積極的に動かそう

手術でも化学放射線療法でも治療では体力を使います。そのため、退院後しばらくの間はリハビリをおこなうと同時に、体力の回復に努めましょう。

体力や気力が低下していると、リハビリを続ける元気が出ません。誤嚥も起こりやすく、食べる量も減ります。すると免疫力も下がって感染症にかかりやすくなり、全身状態が悪化する危険もあります。

口とのどのがんでは、体を動かす機能には影響がないので、無理のない範囲で運動をして体力を取り戻すようにします。

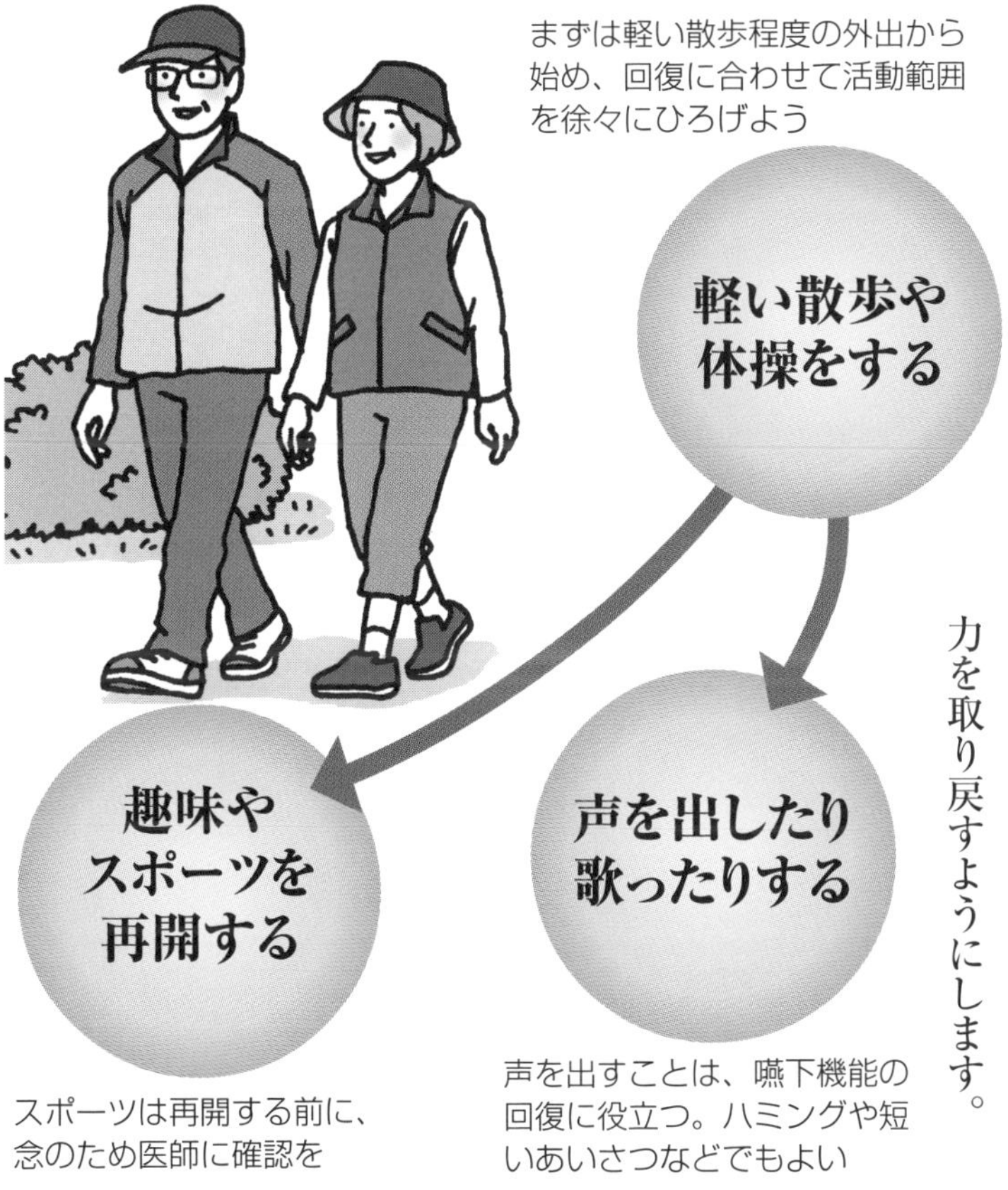
まずは軽い散歩程度の外出から始め、回復に合わせて活動範囲を徐々にひろげよう
軽い散歩や体操をする
趣味やスポーツを再開する
声を出したり歌ったりする
スポーツは再開する前に、念のため医師に確認を
声を出すことは、嚥下機能の回復に役立つ。ハミングや短いあいさつなどでもよい

精神的ストレス

不安や恐怖はため込まずに相談しよう

口とのどのがんは術後の変化が大きいこともあり、それを気に病む人が多く見られます。一人で悩むことがないように医師や看護師に相談しましょう。

ストレスへの対策例

ストレスの感じ方やストレス対策は、人によってさまざま。ポイントは一人で抱え込まないことです。自分に合ったストレス発散法を見つけましょう。

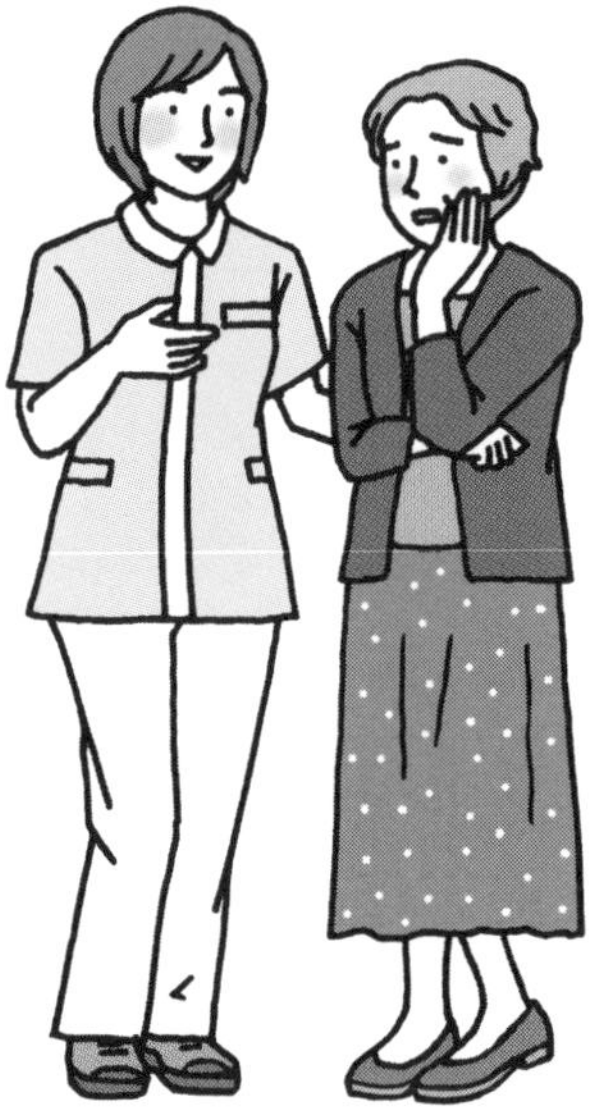

医師や看護師などへの相談は、本人だけでなく家族もできる

自分なりのストレス解消法を試みる

運動したり本を読んだりするなど、趣味に没頭してみましょう。入浴などでリラックスするのもよい方法です。自分が好きなことを十分に楽しんでください。

正しい情報をもとに術後をイメージする

情報がないと不安や恐怖が増します。治療後の話し方や声、食事がどう変化するのか、気になることは医師に質問し、本などで調べます。個人の体験談などではなく正しい情報をもとに、今後の生活をイメージしましょう。

周囲の人に相談する、打ち明ける

ストレスや不安、恐怖を一人で抱え込まないでください。医師や看護師をはじめ、家族や友人に話しましょう。仕事を続けるうえでの心配ごとは、医師のほか上司や同僚にも相談を。

頭頸部がんの患者さんはうつ病を併発しやすい

がんの患者さんにはうつ病や適応障害、不安障害などを発症することがしばしば見られます。

特に、頭頸部がんの患者さんは精神疾患を発症する割合が高く、一六〜二〇パーセントがうつ病や適応障害と診断されると

治療中に一時的に せん妄が起こる人もいる

「せん妄《もう》」とは、脳が一時的に混乱し、幻覚などの症状が現れることです。頭頸部がんでは手術時間が長くなることが多いので、よく起こります。患者さん本人は恐怖を感じ、家族も驚き心配になりますが、必ず治ります。

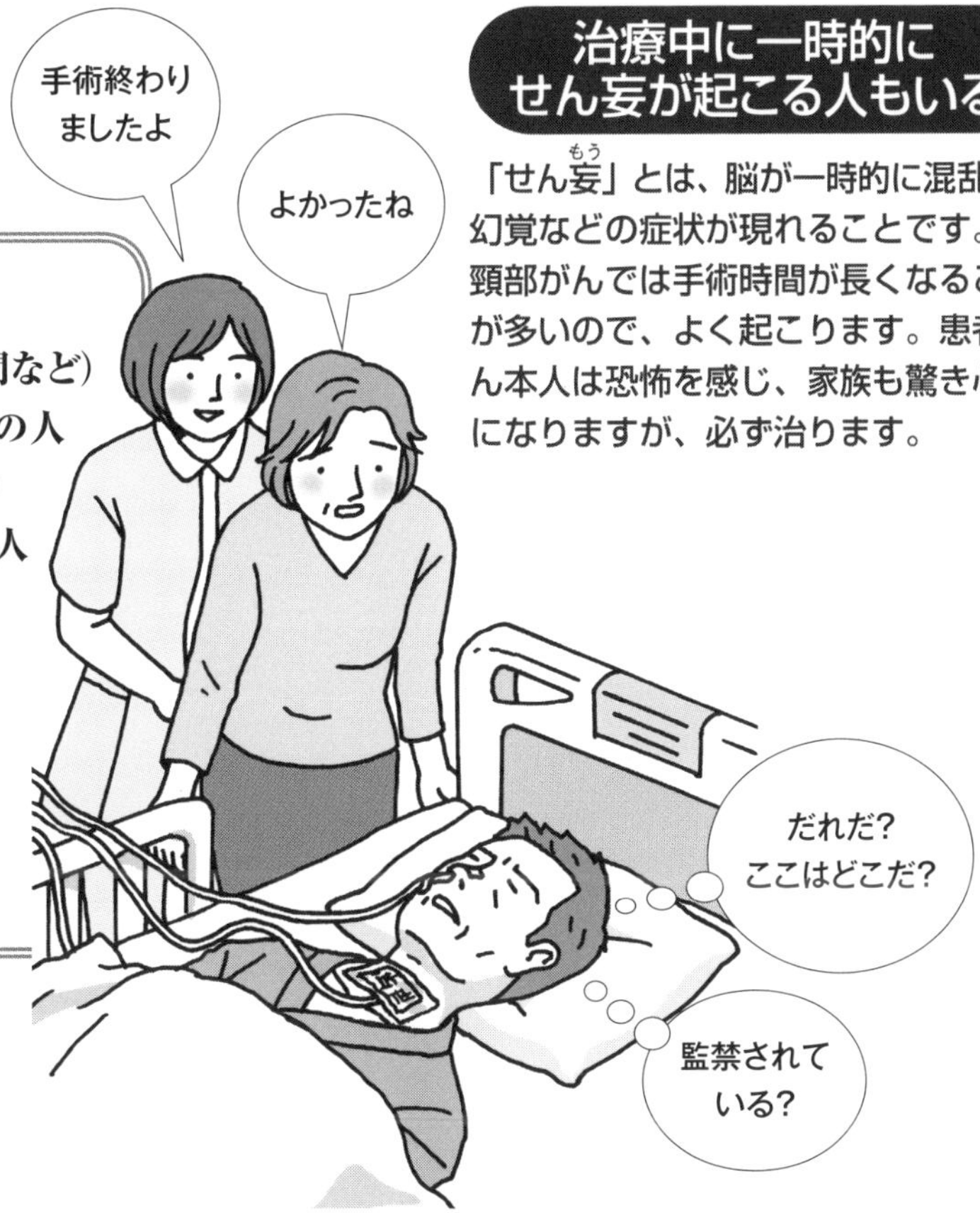

手術終わりましたよ
よかったね
だれだ? ここはどこだ?
監禁されている?

▼起こりやすい人

- 手術時間が長い人（8時間など）
- 65歳以上、特に75歳以上の人
- 飲酒量の多い人（→P22）
- 認知症などの病気がある人

せん妄は術後に、脱水、感染、貧血、薬物などで脳が混乱して起こります。入院中の患者さんの20～30%に見られ*、特に上記の人には起こりやすいといわれます。

自分が手術を受けたことや、家族の顔も忘れることがある。口とのどの手術後は声も出ないため、患者さんは強い恐怖を感じる

▼せん妄の主な症状

- 集中できない、気が散る
- 非現実的な考えにとらわれる
- 幻覚が見える
- 昼夜や日時、場所、家族がわからない
- 夜眠れず、日中眠くなる

せん妄が起こると、点滴の針や術後の管を抜くなど、回復や治療の妨げになることもあります。病院では予防措置をとり、もしせん妄の症状が現れた場合には、精神科などとも協力して治療します。

いわれます*。頭頸部がんでは、治療による話し方や見た目の変化が大きいことが影響していると考えられます。

病気や治療に精神的なストレスを感じることは、当然のことです。つらい気持ちをがまんせず、医師や看護師に相談して適切な治療を受けてください。

＊日本頭頸部癌学会ホームページより

治療後二年間は一〜二カ月に一回受診

がんの場合、治療後も転移や再発の危険があるため、定期的な検査が欠かせません。医師からの指示があるので、必ず守って受診しましょう。

経過観察時の主な内容

定期受診では、体の回復状態や治療の効果をみるほか、再発の有無を確認します。再発しても自覚症状はほとんどないため、早期発見のためには検査が必要です。初回の受診時と同じく、視診や触診と画像検査を受けます。

視診・触診

舌や口の中は直接見て確認し、のどの奥は内視鏡で観察します。頸部リンパ節に転移がないか、手で触って調べます。

画像検査

触診ではわからない部分の転移や頸部の再発の有無を確認するため、CTやMRIを撮影します。再発は肺によく見られることから、頭頸部だけでなく、胸部の撮影もおこないます。全身の再発の発見や治療効果の判定にはPET-CT検査（→P33）も有効です。

▼PET-CT検査

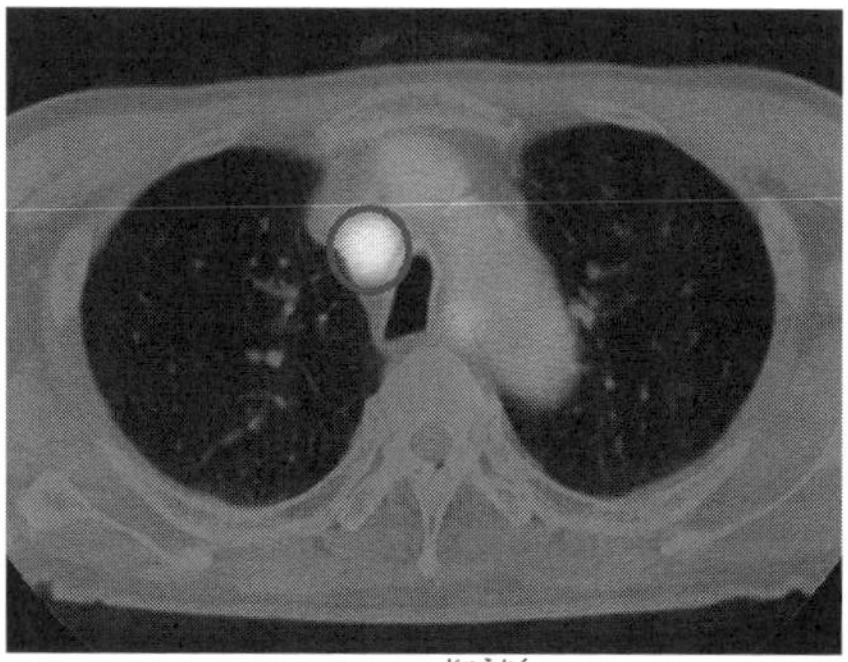

赤線で囲んだ部分に、縦隔《じゅうかく》リンパ節に転移したがんがある。縦隔とはろっ骨や胸骨、背骨、左右の肺のあいだ

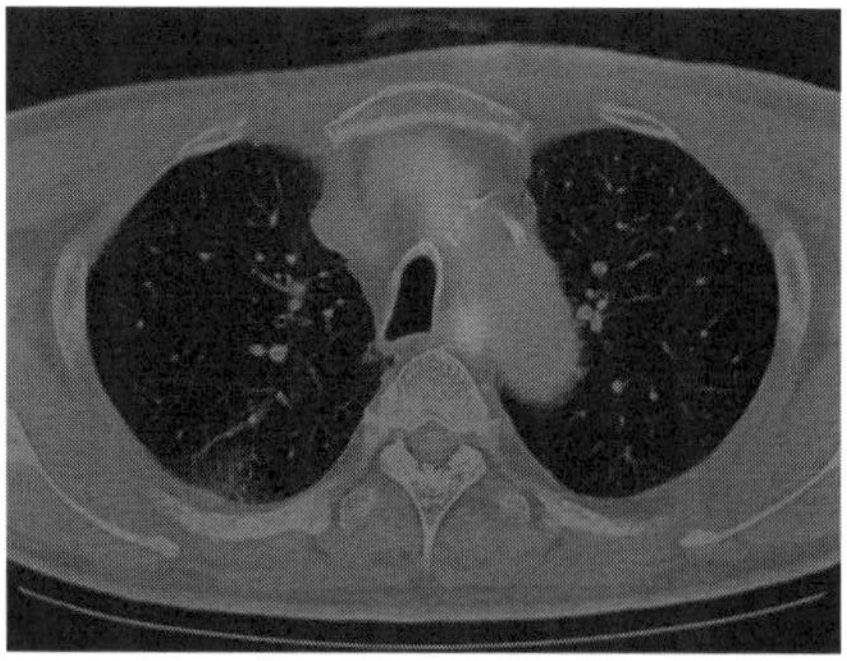

放射線療法後に撮影した写真。がんが消えているのがわかる

少なくとも五年間は必要。特に二年以内は警戒する

手術や放射線療法などの治療が一段落したら、それで終了ではありません。がんは転移や再発が起こりうる病気なので、定期的に受診して転移や再発がな

受診の間隔

頭頸部がんの節目は2年と5年で、2年間は頻回に受診します。受診の間隔と検査内容は患者さんごとに異なるので、医師の指示を守りましょう。もし気になる症状があれば、医療機関に連絡して指示をあおぐか、次の受診日を待たずに受診してください。

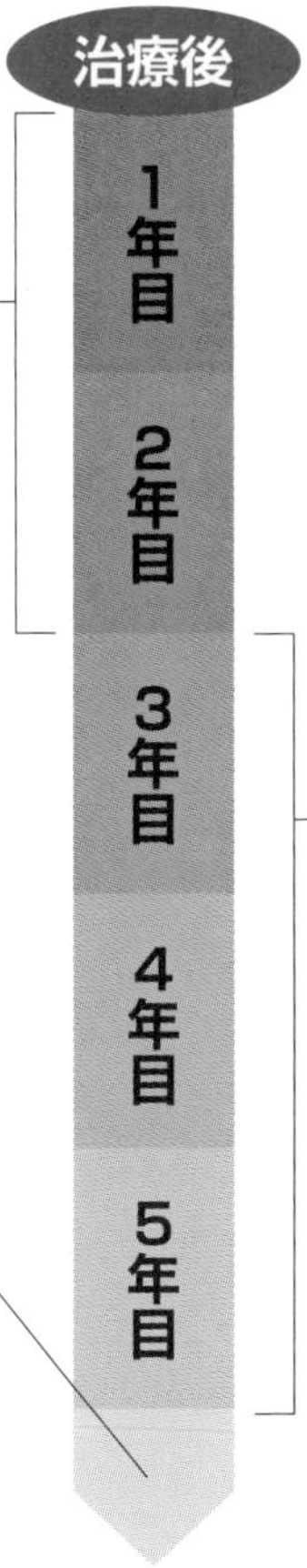

治療後2年までは1～2ヵ月に1回

治療後しばらくは、治療の効果や体の回復をみます。2年間は特に再発が多い時期ですから、短い間隔で検査を受けます。画像検査の撮影は、3～6ヵ月に1回など、病期や治療法などによって時期が異なります。

治療後3～5年は3～6ヵ月に1回

再発の可能性は減りますが、ゼロにはなりません。食道や肺など、頭頸部ではない部位に別のがんが発生する可能性もあります。患者さんの状態によって異なりますが、およそ3～6ヵ月に1回程度の割合で受診を続けます。

6年目以降は1年に1回程度

5年経過すれば、再発はほとんどなくなるので、ひとまず安心です。再発のリスクがまったくないわけではないので、医師の指示にしたがって、定期的に検査を受けましょう。

いか検査を受ける必要があります。少なくとも治療後の五年間は検査が欠かせません。

特に口とのどのがんでは、二年以内に再発するケースが多く、警戒しなければなりません。二年間は、一～二ヵ月おきの短い間隔で受診します。

以降は少しずつ間隔を延ばし、一般に五年経過すれば再発の心配はかなり少なくなります。

遠方の医療機関で治療を受けたら

自宅から遠く離れた医療機関で、がんの治療を受ける人もいるでしょう。しかし退院後、何らかのトラブルですぐに受診が必要になる可能性があります。

こうした状況に備え、医療機関どうしが連携し、患者さんをサポートする体制をとるところもあります。自宅近くの医療機関と連携できるか、医師や看護師に確認しましょう。

再発したとき

再発した部位と一回目の治療法を考慮する

口とのどのがんの再発は、早い時期に起こるのが特徴です。再発が起こった場合の治療方針は、再発した部位や、初回の治療法によって変わります。

再発しやすい部位

再発には２種類あります。「局所再発」と「遠隔転移再発」です。どちらも初回の治療から２年以内に起こりやすいことがわかっています。

局所再発

残った原発部位やその近くのリンパ節

局所再発は、最初にがんができて治療した部位やその近くのリンパ節に、がんが再び現れることです。初回治療後、2年以内の再発が多く見られます。

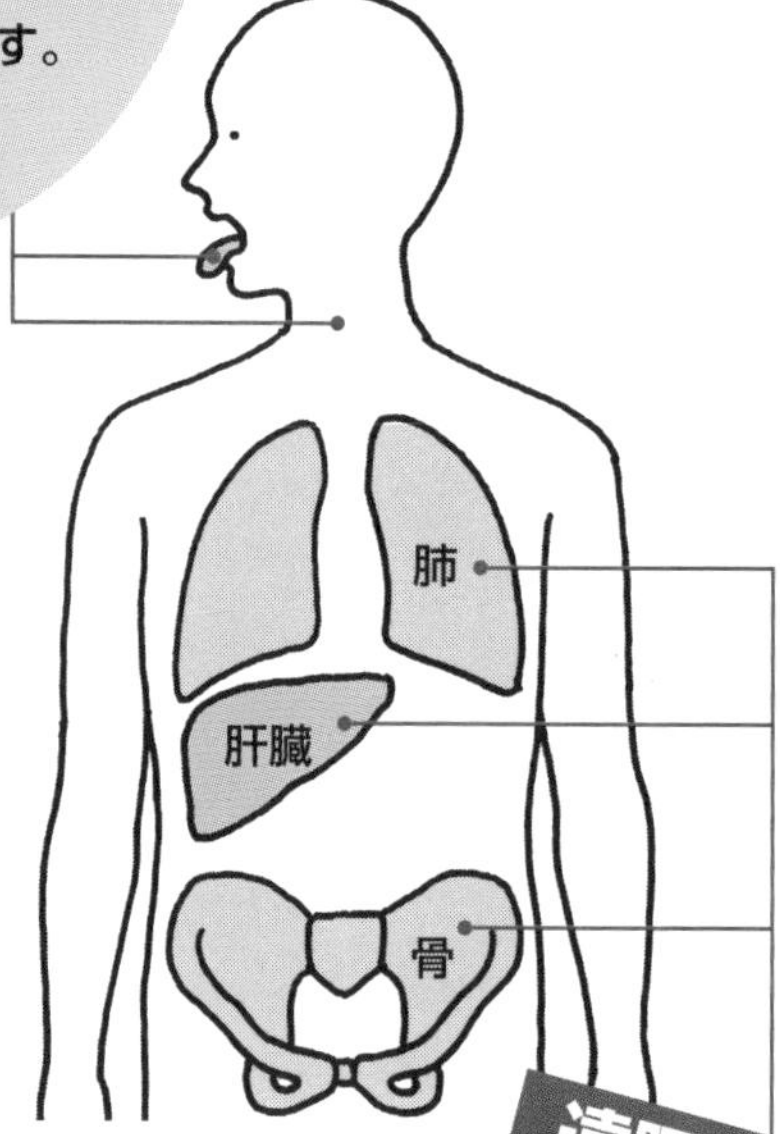

肺は全身の血液が集まるため、転移が起こりやすい。骨も転移しやすい部位

遠隔転移再発

肺や骨に多い

原発部位から離れた部位に再発することで、特に肺に多く、ときに骨、肝臓にも見られます。これらは全身のどのがんでも転移が起こりやすい部位ですが、口とのどのがんでは治療後２年以内と特に早い時期に起こるのが特徴です。

別のがんの可能性もある

定期検診では、頭頸部がんの再発ではなく、別のがんが発見されるケースもあります。頭頸部がんは重複がん（→P34）が多く、別のがんが起こりやすい状態です。1回目と同様に検査をして診断されます。

一回目と同じように検査して診断される

再発とは、治療でがんを取り除いても、がん細胞が残っていて、再び大きくなることです。転移は、がん細胞が血液やリンパ液に乗って別の部位や臓器で成長することです。

口とのどのがんは再発が多く、初回治療後に再発した人に限ると、原発部位の再発や頸部リンパ節転移が見られるまでの期間は一年以内が約八割、遠隔転移では二年以内が約八割です。

再発・転移は初回と同じく視診や触診、画像検査などで診断されます。初回の治療法によって治療の選択肢が限られます。

再発時の治療法

再発時の治療法は、初回のときよりも選択肢が限られます。再発した部位と、初回に手術をしたか放射線療法を受けたかによって選べる治療法が変わってきます。

部位

局所か遠隔転移か

局所再発なら初回の治療法にもよりますが、手術か放射線療法が中心です。遠隔転移再発では化学療法か放射線療法、または併用を検討します。

初回治療

手術か放射線療法か

原則として、初回治療で放射線療法を受けた場合、再発時に放射線療法を受けられないので、手術を検討します。初回が手術だった場合は、再手術か放射線療法、または2つの併用となります。

▼局所再発の治療例

1回目の治療	手術	放射線療法（化学放射線療法含む）
再発時の選択肢	●手術 ●放射線療法、化学放射線療法 ●化学療法	●手術 ●化学療法

がんが小さければ手術や放射線療法です。手術も放射線療法も受けられなければ化学療法です。

化学療法や化学放射線療法で使う薬はシスプラチンのほか、3剤併用ならシスプラチンとフルオロウラシル、分子標的薬のセツキシマブで、2剤併用ならパクリタキセルとセツキシマブという選択肢もあります。効果がない場合は、免疫チェックポイント阻害薬（→P67）を用いることもあります。

局所進行・再発時の最新治療

新しい治療法が研究されています。2020年には、がん光免疫療法が保険適用になりました。頸動脈や太い血管から離れた部位の、切除不能の局所進行または局所再発の頭頸部がんが対象です。

がんの治療と同時に痛みやつらさも治療を

緩和ケアは、終末期の患者さんに対する治療だけではありません。口とのどのがんの治療に伴う苦痛の予防や治療も、緩和ケアのひとつです。

緩和ケアの内容

緩和ケアでは、病気や治療によって生じる心身両面の苦痛を和らげます。口・のどのがんでは緩和ケアのなかに支持療法も含まれており、きめ細かな治療体制が整っています。

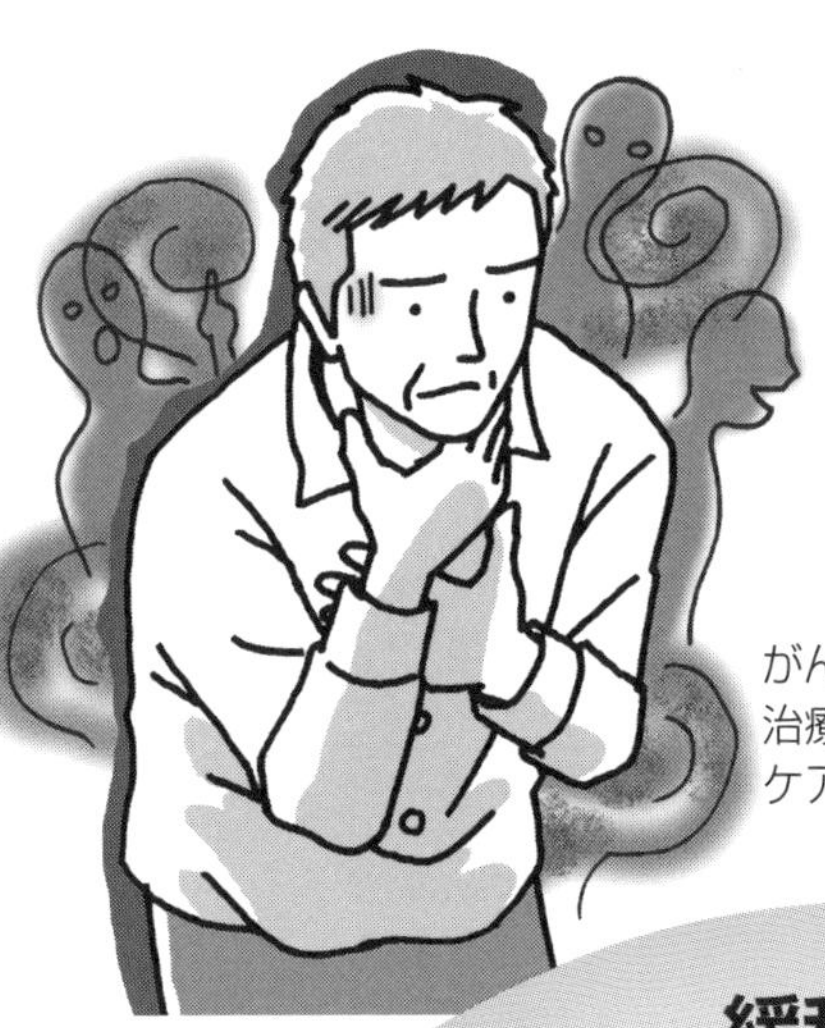

がんによる不安や恐怖も治療の対象。家族も緩和ケアを受けられる

緩和ケア

- 心のケア
- 痛み・呼吸・食事・傷・出血のケア

不安や恐怖はカウンセリングなどで軽減します。

遠隔転移の終末期はほかのがんの対応と同じです。局所再発では呼吸困難、摂食不良、出血が現れ、呼吸や食事、口やのどの傷のケアが必要です。

支持療法

- 副作用や合併症の予防・治療
- 後遺症の治療

支持療法とは、治療に伴う副作用や合併症を軽減する予防策やケアのことです。放射線の副作用対策である、保湿や胃ろう造設なども含まれます。治療を最後まで受けるには、支持療法が欠かせません。

緩和ケアの受け方

緩和ケアを受けるには大きく3つの方法があります。どれか1つを選ぶのではなく、患者さんの状態に合わせて入院・在宅の変更も可能です。終末期は局所再発か遠隔転移かによって必要なケアが異なり、適した施設があります。

緩和ケア病棟

痛みや心のケアを専門的におこなう病棟です。症状が治まるまでの一時的な入院も可能。口とのどのがんでは、遠隔転移の終末期はケアが受けられますが、局所再発では対応が難しい場合があります。

在宅緩和ケア

自宅で療養する患者さんが対象です。在宅療養支援診療所では、24時間体制で往診・訪問看護をします。局所再発では痛みや呼吸、食事のケアを受けられるかが重要です。

一般病棟での緩和ケアチーム

がんの手術後など、一般病棟の患者さんが対象です。症状に応じて、緩和ケアの専門医や看護師、薬剤師、管理栄養士などがチームで対応します。口とのどのがんに精通しているので、局所再発の終末期にもよく選ばれます。

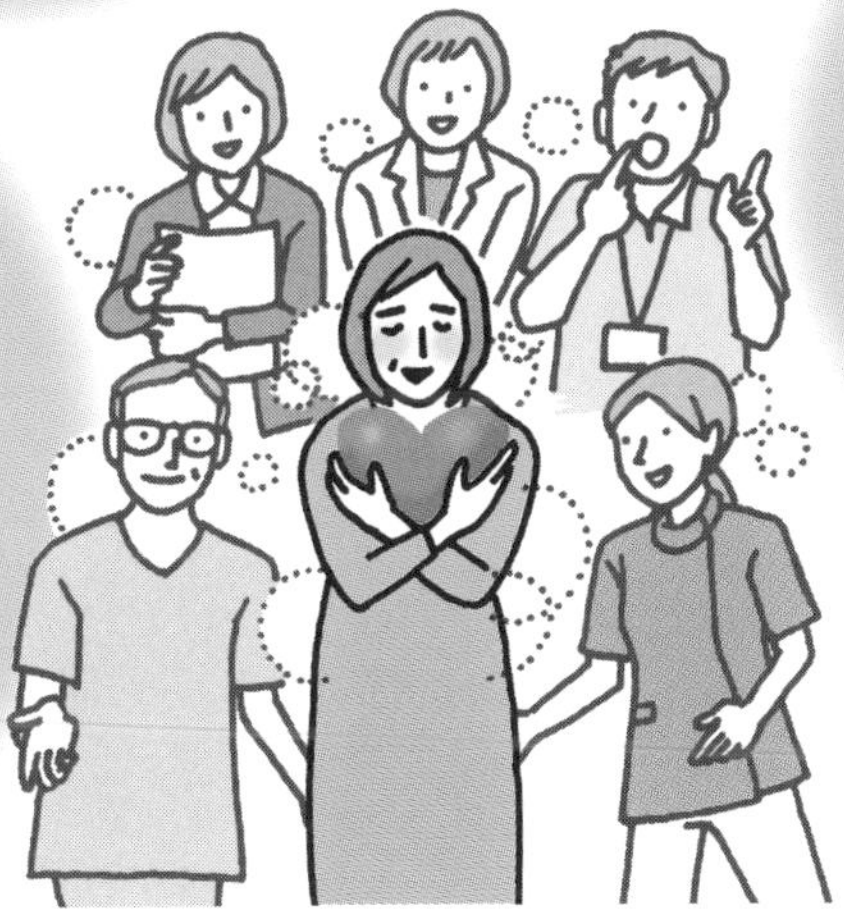

治療を安心して受けられるように、さまざまな職種の専門家が支援してくれる

緩和ケアは「最後の治療」というわけではない

緩和ケアとは終末期の治療だと思っている人が多いのですが、実際は違います。緩和ケアとは、心身の苦痛などを和らげ、患者さんや家族のＱＯＬ（生活の質）を高めることを目的としています。

口とのどのがんでは、食事や話す機能への影響が大きいため、通常の緩和ケアだけでなく、治療に伴う苦痛や不安のケアが「支持療法」として発達しています。

心のつらさや経済的な負担を和らげて治療に臨める

緩和ケアでは心身両面の苦痛の軽減、治療による経済的な負担などの相談にも乗ってもらえます。患者さんの家族も対象となるので、困ったこと、つらいことがあればため込まずに相談しましょう。

COLUMN

身体障害者手帳や障害年金を活用しよう

喉頭を全摘すると身体障害者三級に該当する

治療によって障害が残った人を対象に、身体障害者手帳や障害年金など左記のような支援制度があるので、積極的に活用しましょう。

公的支援のひとつに、身体障害者手帳があります。頭頸部がんで喉頭を全摘し、声を失った場合は身体障害者三級に当てはまります。自治体によって内容は変わりますが、税制や公共交通機関の利用料などで優遇措置が受けられます。

申請は、自治体の福祉事務所や福祉担当窓口、がん支援相談センターなどです。

六五歳未満の人は、障害年金も利用できます。国民年金や勤務先の厚生年金に加入している人は、障害年金を受け取ることができます。保険料納付やその期間など、受給の条件が異なるので、担当窓口に問い合わせて手続きしましょう。

▼利用できる制度、サービスの例

● 身体障害者手帳

手術後に申請ができ、認定までに2～3ヵ月かかる。事前に自治体の福祉窓口で書類を入手し、顔写真を用意。手術後に診断書（意見書）をもらったら早めに申請しよう

● 障害年金（障害基礎年金、障害厚生年金）

自治体の年金窓口や年金事務所で申請書を入手し、住民票など必要な書類を用意する。診断書をもらったら申請する。認定までに約3ヵ月かかる

● 日常生活に必要な器具の補助

身体障害者手帳を取得すると、電気式人工喉頭（→P85）や人工鼻（→P76）などの補助金か現物が支給される。対象の器具は自治体により異なる。自治体の福祉窓口で申請する

● 住宅ローンの減免

住宅ローンを組んだあとに身体障害者手帳を取得した場合、その後の返済が減免される。各金融機関に問い合わせを

健康ライブラリー イラスト版

口《くち》・のどのがん
舌《ぜつ》がん、咽頭《いんとう》がん、喉頭《こうとう》がんの治《なお》し方《かた》

2020年10月27日 第1刷発行

監　修	三谷浩樹（みたに・ひろき）
発行者	渡瀬昌彦
発行所	株式会社講談社
	東京都文京区音羽二丁目12-21 郵便番号　112－8001 電話番号　編集　03-5395-3560 販売　03-5395-4415 業務　03-5395-3615
印刷所	凸版印刷株式会社
製本所	株式会社若林製本工場

N.D.C. 493　98p　21cm

©Hiroki Mitani 2020, Printed in Japan

定価はカバーに表示してあります。

落丁本・乱丁本は購入書店名を明記のうえ、小社業務宛にお送りください。送料小社負担にてお取り替えいたします。なお、この本についてのお問い合わせは、第一事業局学芸部からだとこころ編集宛にお願いいたします。本書のコピー、スキャン、デジタル化等の無断複製は著作権法上での例外を除き禁じられています。本書を代行業者等の第三者に依頼してスキャンやデジタル化することは、たとえ個人や家庭内の利用でも著作権法違反です。本書からの複写を希望される場合は、日本複製権センター（電話03－6809－1281）にご連絡ください。Ⓡ〈日本複製権センター委託出版物〉

ISBN978-4-06-520825-0

■監修者プロフィール

三谷 浩樹（みたに・ひろき）

がん研有明病院頭頸科部長。

1962年生まれ。1988年東京慈恵会医科大学卒業、2004年医学博士。1993年がん研有明病院頭頸科、2016年より現職。

専門分野は頭頸部がん。日本耳鼻咽喉科学会専門医・指導医、日本頭頸部外科学会頭頸部がん専門医・指導医。

■参考資料

日本頭頸部癌学会『頭頸部癌診療ガイドライン2018年版』金原出版

日本頭頸部癌学会ホームページ

国立がん研究センター「がん情報サービス」ホームページ

藤島一郎監修『嚥下障害のことがよくわかる本』講談社

青山寿昭編著『まるごと図解　摂食嚥下ケア』照林社

比企直樹監修『がん研有明病院の口とのどのがん治療に向きあう食事――頭頸部がん――』女子栄養大学出版部

●編集協力　オフィス201　重信真奈美
●カバーデザイン　松本桂
●カバーイラスト　長谷川貴子
●本文デザイン　新谷雅宣
●本文イラスト　秋田綾子　千田和幸

講談社　健康ライブラリー　イラスト版

新版　甲状腺の病気の治し方

伊藤病院院長
伊藤公一　監修

首の腫れやしこり、気になる全身の不調……。
バセドウ病や橋本病などの見極め方と最新治療法。

定価　本体1400円(税別)

肺がん　完治をめざす最新治療ガイド

新座志木中央総合病院名誉院長　東京医科大学名誉教授
国際医療福祉大学大学院教授
加藤治文　監修

遺伝子検査、レーザー治療、粒子線治療…
肺がんの検査や治療は、ここまで進化した！

定価　本体1200円(税別)

大腸がん　治療法と手術後の生活がわかる本

がん・感染症センター都立駒込病院外科部長
高橋慶一　監修

もっとも気になるトイレの変化から食事や入浴、
仕事の注意点まで。安心して暮らすコツを徹底解説！

定価　本体1300円(税別)

胃がん　完治をめざす最新治療ガイド

がん研有明病院副院長　消化器センター長
佐野　武　監修

胃がなくなっても大丈夫？　再発を防ぎ、確実に治すには？
納得できる治療法を決めるための決定版！

定価　本体1300円(税別)

食道がんのすべてがわかる本

恵佑会札幌病院会長
細川正夫　監修

転移・再発が多い食道がん。より確実に治すには？
状態に合わせた最良の治療法を選択するための完全ガイド。

定価　本体1400円(税別)

COPDのことがよくわかる本　長引くせき、たん、息切れで悩む人に

東京女子医科大学八千代医療センター呼吸器内科教授
桂　秀樹　監修

歩くと息切れがする喫煙者は要注意。基礎知識から、
悪化を防ぐ暮らし方、体づくりのための治療法まで徹底解説！

定価　本体1400円(税別)

講談社　こころライブラリー　イラスト版

うつ病の人の気持ちがわかる本

大野裕、NPO法人コンボ　監修

病気の解説本ではなく、本人や家族の心を集めた本。
言葉にできない苦しさや悩みをわかってほしい。

定価　本体1300円(税別)

認知症の人のつらい気持ちがわかる本

川崎幸クリニック院長
杉山孝博　監修

「不安」「恐怖」「悲しみ」「焦り」の感情回路。症状が進む
につれて認知症の人の「思い」はどう変化していくのか？

定価　本体1300円(税別)